和田秀樹が教える新・健康常識

60歳すぎたら血糖値は下げなくていい

和田秀樹 著

知ってましたか？

高齢になると
高血糖よりも
低血糖のほうが危ない！

血糖値は、高血糖よりも
低血糖のほうが
ずっと危険です！
糖尿病は、じつは
「血糖値を下げなきゃ
いけない病気」ではなく、
低血糖にならないように、
血糖値を高めにキープ
しなきゃいけない病気」
なのです。

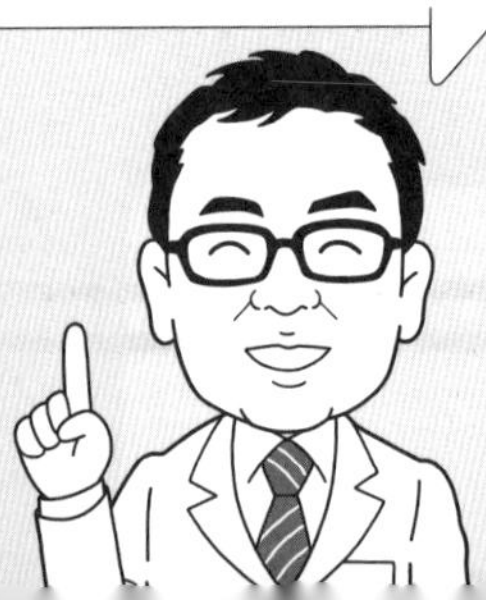

高齢世代の「血糖コントロール」の新常識

✓ 糖尿病は「血糖値が上がる病気」ではなく、**血糖値が動く病気**だと心得る

✓ 高齢者の場合、血糖値の上昇よりも、血糖値が**下がりすぎる**ことのほうがはるかに危険！

✓ 薬で血糖値を下げすぎると、**低血糖発作**で命を落としかねない

✓「低血糖」にならないように、
血糖値は **ちょい高め** でコントロールする

✓ 世界の医学の常識では、
ヘモグロビンA1c **7%〜8%** がいちばん健康

✓ 薬の力で血糖値を下げすぎると、
認知症 になるリスクが高まってしまう

✓ 糖尿病があっても **厳しい食事制限** は必要ない。
自分が食べたいものを好きに食べるのが正解！

ウォーキングは1日20~30分でOK！
まったく歩かない日をつくらないことが大事

糖尿病は「筋肉減少病」のようなもの。
だから、スクワットで**下半身の筋肉**を刺激しよう！

自分に合った適正血糖値を把握して、
自分の体の声に従うようにしよう！

じつは私は重症の糖尿病で、かつて血糖値が660もありました。いまは血糖値300前後という高めの数値をキープしながら、アクティブな毎日を送っています。

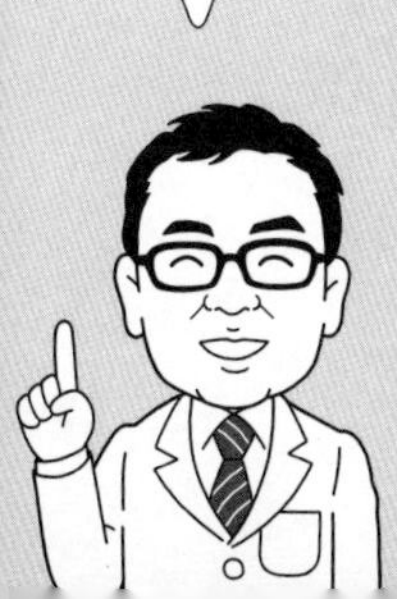

はじめに

高齢者の血糖値は、下がりすぎるほうが危険！

最初に大きな誤解を解いておきましょう。

糖尿病は「血糖値が上がる病気」なのではありません。糖尿病は**「血糖値が動く病気」**なのです。

「動く」ということは血糖の値の上がり下がりが不安定で、簡単に高血糖になったり低血糖になったりするということ。当然、数値が上へ動く心配だけでなく、数値が下へ動く心配もしなくてはなりません。そして、じつは血糖値の場合、数値が上がりすぎるよりも、**数値が下がりすぎるほうがはるかに危険で怖ろしい**ものなのです。

そもそも、血糖はわたしたち人間の脳や体を動かしているエネルギー源です。正常であれば、人の血糖値は70～120㎎／dℓくらいの間で収まるように自動調整されています。グルカゴンやインスリンなどのホルモンが働いて血糖を上げ下げし、ブドウ糖というエネルギーが脳や体にいつも適量出回っているようにコントロールされているわけですね。

ところが、糖尿病になると、血糖値の動く変動幅が大きくなり、正常域を超えて上がりすぎたり下がりすぎたりといったことが起こるようになります。すなわち高血糖続きでエネルギー過多の状態になったり、かと思えば低血糖になってエネルギーが欠乏する状態になったりすることが多くなるわけです。

すると、どんな事態が起こるか……。血糖値が高い状態を放っておくとどうなるかは、みなさんよくご存じでしょう。

そう、血管がダメージを受けて動脈硬化が進んだり、腎臓や目の網膜などの微小血管が傷んできたりするようになります。もっとも、その進行はゆっくりであり、たとえ高血糖だったとしても、即座に体調に異変が生じたり命が脅かされたりすることはありません。

しかし、低血糖の場合は違います。血糖値が下がりすぎてブドウ糖エネルギーが脳や体に十分に行き渡らなくなると、即座に心身が異変に襲われることになります。頭がボーッとしたり、体が重だるくなったり、脳や体の反応が鈍くなったり、動悸、めまい、ふるえ、胸の痛みなどの症状が現われたり……。また、**血糖値が50や40にな**

ると意識が朦朧《もうろう》としたり、全身にけいれんが起きたりするようになり、さらに、血糖値が30や20にまで下がると死亡してしまう可能性も出てきます。

とくに、高齢者がこうした低血糖発作を起こすとたいへん危険です。想像してみてください。もし階段や駅のホームで発作に見舞われたら、骨折では済まない大怪我につながります。それに、車のハンドルを握っているときに発作に襲われでもしたら、自分の命だけでなく他人の命も巻き込むような大事故につながりかねません。

また、重大事故だけではなく、重大な病気に見舞われるリスクも増大します。じつは、最近の研究で、**高齢者が低血糖発作を何度も起こしていると、アルツハイマー型認知症のリスクが高まったり、脳卒中や心筋梗塞のリスクが高まったりする**ことが指摘されています。

このように、血糖値が下がりすぎるといろんな事故や病気が一気に降りかかる可能性大。こんな目に遭ったら、脳も体も急坂を転げ落ちるようにガタガタになりかねません。だから、「血糖値が動く病気＝糖尿病」の人は、**血糖値が高いことよりも、むしろ血糖値が低くなることに対して警戒の目を向けなくてはならない**わけです。

では、改めてみなさんに質問させていただくとしましょう。

みなさんは日々血糖値が高めなのを気にして、血糖値を下げることばかり考えてはいませんか？

私は、そういう考え方はたいへん危険だと思います。血糖値を下げることばかりに力を入れていると、自分でも気づかないうちに低血糖になる時間が生じやすくなります。とりわけ、普段から血糖値を下げる薬を使っている高齢者の場合、ちょっとしたことで低血糖に陥ることがめずらしくありません。**薬で血糖値を下げている高齢の方々は、低血糖発作を起こすリスクが常に身近にある**と思っておいたほうがいいでしょう。

つまり、血糖値に対して「ただ、下げりゃいい」と単純に考えていると、つい下げすぎて低血糖を招いてしまうことになりかねない。健康によかれと思って下げたつもりが、逆にみなさんの脳や体の健康をボロボロに蝕《むしば》みかねないわけです。

ですから、わたしたちはそろそろ「血糖値は値を低くするほうが健康にいい」といった〝古めかしい常識〟から脱却したほうがいい。自分の脳や体の健康を守るため、糖尿病や血糖値に関わる〝常識〟を根底から考え直していくべきなのです。

血糖値660で重症の糖尿病に……。そこで私が選んだ道とは

ここで少し、私自身のことを述べさせてください。

私が重度の糖尿病と診断されたのは、5年ほど前のことです。2019年の正月、ひどいのどの渇きがおさまらず、知り合いの医者に診てもらったところ、**「血糖値が660もあるよ。これはもう重症レベルだね!」**と言われたのです。

当初は、あまりに血糖値が高かったうえに、体重が月に5キロも落ちたので、膵臓がんを疑われました。精密検査を行なって、幸いにも膵臓がんではないことが分かったのですが、重症の糖尿病であることに変わりはなく、これからは薬で血糖値をコントロールして

糖尿病とつき合っていかなくてはなりません。

当初、医師からはインスリン注射による治療を勧められました。しかし、私の場合、「2型糖尿病」であったため、インスリンによる治療は断ることにしました。

みなさんご存じと思いますが、糖尿病には1型と2型のふたつの種類があり、「1型糖尿病」の場合はインスリンが分泌されなくなるため、インスリン注射が必要となります。一方、「2型糖尿病」は、多くの場合、インスリンを受け止めるレセプター(受容体)の故障が原因であり、必ずしもインスリン注射をする必要はなく、インスリン以外にもさまざまな治療薬の選択肢があるのです。

それに私は、最初から「薬は使うにしても、なるべく高めの数値でコントロールしていこう」と決めていたので、インスリンのような強い薬を使いたくないという思いもありました。

私が高めのコントロールにこだわるのは「絶対に低血糖を起こしたくないから」というのがいちばんの理由です。

私は、一般的に**正常域と言われているレベルにまで血糖値を下げていると、低血糖になる時間が生じるのを避けられない**と考えています。低血糖によって自分の脳や体のパフォーマンスが低下するのは、私は絶対に嫌です。それに、万が一、私が低血糖発作で車の事故を起こしでもしたら、週刊誌で『和田秀樹、高齢者に運転免許を返納するなと言いながら暴走事故……』なんていう記事を大々的に書かれかねません。そういう事態は何としても避けたいので、日々血糖値を高めに維持しながら低血糖を警戒しているわけです。

また、高めでの血糖コントロールを決めたのには、私自身の「高血圧の経験」も影響しています。

じつは、私は40代の半ばから血圧が高く、いちばん高いときで220もありました。これではさすがにマズイということになり、降圧剤で140にまで下げたのですが、そうしたら、頭がぼんやりしたり体がだるくなったりといった副作用に見舞われて仕事がまったくはかどらなくなってしまったのです。

そこで私は、薬の種類や量を調整して血圧170でコントロールすることにしました。一般的にはそれでもかなり高めですが、170あれば頭も体もシャキッとして、毎日をアクティブに生きられるのです。要するに、「血圧のときみたいに頭や体が働かなくなったらかなわないから、血糖値も高めで行こう」と決めていたわけですね。

結果として、いま私は、毎朝、簡易血糖測定器を使って血糖値を測り、３００㎎／dℓを超えていたときにだけ薬を飲むようにしています。また、ヘモグロビンA１cのほうは10％くらいでキープするようにしています。

おそらく、世間一般の糖尿病のみなさんからは、「えっ、そんなコントロールの仕方でいいの？」「そんなに高くても大丈夫なの？」といった声が上がると思いますが、そうした疑問に関しては、これから本書の中で順次お答えしていくことにしましょう。

ともあれ、私は、血糖値をかなり高めにキープしながら糖尿病とつき合っていく試みを**「自分の体を使った人体実験」**だと考えています。

もし、いまの状態を続けながら私が健康体のまま長生きをすれば、

「和田さんみたいに高めの血糖値で好き勝手に生きていても問題ないんだ」ということになるでしょう。

逆に、もし、私が早死にをしたり腎臓や網膜の合併症に苦しむようになったりしたら、「ほら、和田さん流のやり方じゃダメってことなんだ。やっぱり、世間の大多数のお医者さんの言うことに従うとしよう」ということになるかもしれません。

この実験がどうなるかは分かりません。どっちが正解かの答え合わせができるのはまだ先のこと。私自身も分かりません。とりあえず5年近く実験を続けてきて、いまのところは何の異常もなく、仕事も生活も快調な毎日を送ることができています。私は自分の信念に従って、これからも日々の人生を楽しみつつ最期まで実験を続けていきたいと思っています。

「古い常識」にこだわるか、それとも「新しい常識」の風に乗ってみるか

いま、医療の常識は大きく変わりつつあります。

糖尿病や血糖値に関わる常識も大きく変わっていて、**ひと昔前までは「疑いようのない常識」だったことが180度覆される**ようなことが次々に起こり始めています。

もちろん私は、古い常識に疑いの目を向けて、新しい常識を突きつける側の人間です。

たとえば――

私は、糖尿病とは「血糖値を下げなきゃいけない病気」なのではなく、「(低血糖にならないように) 血糖値を高めにキープしなきゃ

いけない病気」なんだと考えています。

また、糖尿病が進むとアルツハイマー型認知症になったり、腎臓や網膜などの糖尿病性合併症になったりするとされていますが、私は、それらが発生するのは「糖尿病の治療を厳格に行ないすぎたせいではないのか」とも考えています。

それに私は、高齢者の糖尿病に食事療法はほとんど必要なく、むしろ、甘いものやごはんも我慢せずにしっかり食べることが大事だとも考えています。

ちょっと並べてみただけでも、私の考えがいままでの「常識」といかにかけ離れたものであるかがお分かりでしょう。

本書では、こうした私の考えを披露しつつ、いままでの糖尿病治療や血糖コントロールの在り方を大きく変えるような新しい風を吹き込んでいきたいと思います。

ただ、**最終的に判断するのはみなさん自身**です。私の吹き込む「新しい常識の風」に乗ってみるか、それとも、まだまだ信用できないから「いままでの（古い）常識」にしがみついておくほうがいいか。どっちの道を行くかは、みなさんが選んでください。

とにかく、常識はどんどん変わり続けています。

これから先、自分の体を守り、自分の人生を守っていくために本当に必要なことは何なのか――ぜひみなさん、ご自身で選んだ道を歩んで健康と幸せを実現してください。その大切な選択のために、本書の内容が少しでも参考になれば幸甚に存じます。

和田秀樹

目次

第2章 我慢や少食はダメ！ 好きなものを好きに食べなさい！

糖尿病でも、ごはんや甘いものも食べてOK！

第3章

運動はウォーキングとスクワットだけでいい

薬でコントロールするよりも
運動でコントロールしよう

第4章 血糖とうまくつき合って「本当の健康」をつかむ！

体の声を聴きながら血糖値をコントロールするコツ

第1章

血糖値は、むやみに下げてはいけない!

薬での下げすぎが
高齢者の衰えを
加速させている

1

高齢者は、血糖値が高めのほうが元気に動ける！

私はこれまで、30年以上高齢者医療に携わってきて、臨床医として数えきれないほどの高齢の患者さんを診てきました。その経験上、ひとつ確信していることがあります。

それは、**高齢者は血糖値が多少高めなくらいのほうが元気**だということです。

血糖は人間の活動を支えるエネルギー源。脳や体をしっかり働かせるには、血液中に多くのブドウ糖が流れている必要があります。そして、じつは高齢者の場合、若い人よりも多くのブドウ糖エネルギーを必要としているのです。

そもそも高齢者の場合、動脈硬化が進んで血管の壁が厚くなり内径が狭くなっているため、脳や体の末端にブドウ糖という栄養がスムーズに届きにくい状態になっています。

狭くなった血管を通して栄養を送り届けるには、より多くのブドウ糖が血中になくてはなりません。だから高齢者は、血糖値をちょっと高めに維持していくべきだと私は考えています。そのほうが、脳や体が栄養をたっぷり受け取って、エネルギッシュに活動できるようになるわけです。

ですから、**高齢者が日々を元気に過ごすには、若い頃や中年の頃よりも血糖値を多少高めにするくらいのほうがいい**。実際、血糖値を高めにしたことで元気や活力を取り戻した患者さんを、私はこの目で数多く見てきています。

私は長らく浴風会病院という高齢者専門の医療機関に勤務していたのですが、この病院では糖尿病の患者さんには、従来からあまり積極的に治療をしていませんでした。長年の臨床経験で、「高齢の患者さんは、血糖値が高めのほうが元気に動ける」という共通認識があって、そのため、あえて糖尿病の薬の量を最低限に抑え、高めの値で血糖値をコントロールしていたのです。

でも、近所の病院には頭の固い医者もたくさんいて、そこでは入院患者さんの薬を増やして早朝血糖を「学会の定める正常域レベル」まで下げようということになりました。

するとどうなったでしょう。なんと、早朝血糖を正常域レベルまで下げたとたん、意味不明なことを言い出す患者さん、その他のボケ症状を呈する患者さん、歩けなくなる患者さん、失禁をする患者さん……そんな変調をきたす患者さんが続出し、多くの患者さんが浴風会病院に来るようになってしまったのです。

原因が「血糖値を下げたこと」にあるのは明白でした。その証拠に、薬を減らして「高めの血糖値」に戻したところ、どの患者さんもこれらの症状が消えたのですから。

私はそのとき、人間の脳や体にとって血糖がいかに大事なものであるかを思い知らされました。なにしろ、薬を使って血糖値を正常域まで下げられている場合、どの患者さんも目に光のないどんよりとした表情で、動くのはもちろん話すことさえ億劫そうでした。

それが**薬を減らして血糖値を上げたら、目にイキイキとした光が戻って表情が明るくなり、あれこれといろいろなことをしゃべり出すようになった**のです。本当に、同一人物だとは思えないくらいに元気になった方もいらっしゃいました。

みなさんは、この浴風会病院での経験をどうお感じでしょう。

きっと、「じゃあ、血糖値は下げないほうがいいってこと?」「糖尿病の治療は必要がないってこと?」と戸惑っている方も少なくないのではないでしょうか。

薬での血糖値の下げすぎは元気や活力を失わせ、低血糖のリスクを招く

では、ここで誤解のないよう、お断りしておきましょう。

私は「糖尿病の治療が必要ない」と言うつもりは毛頭ありません。「糖尿病の薬は必要ない」とか「血糖値は下げる必要ない」などと言うつもりもありません。

糖尿病では「まったく治療しない」という選択肢はナシです。先にも述べたように糖尿病は血糖値が不安定になる病気ですから、血

糖値を安定させていかなくてはなりません。それにはしかるべき治療を行なう必要があるのです。

もちろん、血糖値がかなり高ければ、血糖値を下げる薬を使ってコントロールすることも必要でしょう。現に、私自身も薬を使いつつ、血糖値をコントロールしながら糖尿病とつき合っています。

ただ、**日本の現行の糖尿病医療体制は、困ったことに「値を下げすぎ」であり「治療しすぎ」**なのです。薬での血糖値の下げすぎは患者の元気や活力を失わせたり、患者が低血糖に陥るリスクを拡大することにつながりますし、厳しい食事指導は患者の低栄養を招いて筋力や体力を衰えさせることにつながります。

ところが、日本の多くの医者は、こういった低血糖や低栄養の怖ろしさをほとんど分かっていません。ろくに勉強もせず、旧態依然のまま「ヘモグロビンA1cを6%台にまで下げる治療」や「厳しくカロリーを制限する栄養指導」を行なっています。先ほど述べた例のように、**患者の元気や活力を奪い取るような治療を平気な顔で行なっている**のです。

正直に言いましょう。私は、医者に言われるままこんな治療を受け続けていたら、かえって寿命が縮んでしまうし、命がいくつあっても足りないと思っています。

とにかくわたしたちは、自分の命を守るために、糖尿病治療や血糖コントロールに対する考えを改めていかなくてはなりません。ぜひみなさんもいまのうちに「低血糖の怖さ」や「低栄養の怖さ」をしっかり頭に叩き込んで、**「〝下げすぎ〟〝治療しすぎ〟が横行する糖尿病医療」から自分の身を守っていく**ようにしてください。

2

「血糖値の薬を使うと
頭がボーッとする」
という人は、
低血糖の落とし穴に
もう足を踏み込んでいる！

糖尿病の薬を使って日々血糖値を下げているみなさんにお聞きします。みなさんは次のような症状に心当たりはないでしょうか。

「頭がボーッとすることが多い」「頭がふらふらする」「ぼんやりして考えがまとまらない」「ひとつのことに集中できない」「意欲が湧かず何もする気にならない」「言葉に出してしゃべるのが面倒になった」「体がだるくて動く気になれない」「家から外に出るのが億劫だ」「他人から反応が鈍くなったと言われる」

思い当たる方は、薬で血糖値を下げすぎて低血糖気味になっている可能性大です。薬によって血糖値を下げすぎてしまうと、脳や体に栄養が十分に行き届かず、脳の働きや体の動きが鈍ってくるようになります。ここに挙げた症状は、ごく軽い低血糖を起こし、それによって脳や体の働きが鈍化したことで現われる副作用だと言っていいでしょう。

要するに、脳や体の働きが落ち、意欲や活力が低下して、日々元気がなくなってくるということ。ただ、おそらく、みなさんの中には「血糖値を下げる薬にこんな副作用があるなんて知らなかった」という方が多いのではないでしょうか。

それもそのはず。日本の大多数の医者は、「意欲・活力の低下」や「脳や体の働きの鈍化」を副作用と見なしていません。あまりに自然に、あまりに当たり前に発生する症状なので、これらを問題視すらしていないのです。また、患者さんの側もこうした心身の不調を副作用だと気づかず、歳のせいにしてスルーしてしまっているケースが目立ちます。

しかし、私に言わせれば、これらは**「高齢者の人生にたいへん重大な影響を及ぼす副作用」**なのです。

そもそも、**意欲や活力は、わたしたちが脳や体を働かせるための燃料**のようなもの。これが低下すると、人は燃料切れを起こしたように、活動を低下させてしまいます。

すなわち、脳が燃料切れになると何かをしようという気持ちがなくなっていき、体が燃料切れになるとほんの数メートル先まで移動するのさえ億劫になってくる。人との会話が減ったり、家にこもって外に出なくなったりすることも少なくありません。

そして、そうこうするうちに、脳や体の機能を大幅に衰えさせてしまうのです。脳の機能が落ちれば認知症のリスクが高まりますし、体の機能が落ちれば、転倒骨折で入院をしたり、要介護や寝たきりになったりするリスクが高まります。

つまり、「意欲・活力」という燃料を低下させてしまうことが、高齢者の衰えを大きく加速させるきっかけとなるわけですね。

ですから、高齢のみなさんは、「薬による血糖値の下げすぎ」を甘く見てはいけません。意欲・活力の低下などの症状は、たとえごく軽度であっても、老後の人生を台無しにしかねない「危険な落とし穴」だと思ったほうがいいでしょう。

「血糖値の薬を使うと頭がボーッとする」「薬を飲んでいると何もする気にならないし、動く気にもならない」といった不調を感じている方は、その「危険な落とし穴」にすでに半分くらい足を踏み込んでしまっているのかもしれないのです。

あなたも知らないうちに「低血糖の落とし穴」にハマっている!?

それと、糖尿病を抱えている高齢のみなさんは、こういった「低血糖の危険な落とし穴」が、日々の生活の身近な部分にボコボコたくさん開いていると思っておくほうがいいでしょう。

薬による低血糖症状は、軽度のものならわりと頻繁に発生していると考えられます。

たとえば、つい間違って薬を多く飲んでしまったり、食事をせずに薬を飲んでしまったりすれば、当然、血糖はいつもよりグッと下がります。あまりに仕事が忙しくて昼ごはん抜きで薬だけを飲んだりすれば、その先には「頭がぼんやりする」「体がだるい」などの低血糖症状の落とし穴が待ち構えているというわけです。

また、**血糖値は1日の時間帯でもさかんに上下変化しているため、普段から正常値まできっちり下げるようなことをしていると、どうしても「正常値よりもさらに下がってしまう低血糖の時間帯」が生じやすくなります。**

例を挙げれば、朝、明け方や起床後すぐは低血糖症状が起きやすい時間帯です。前の日の夕食から長い時間が空くため、脳や体が血糖不足に陥りやすいんですね。だから、いつも正常域にまで血糖値を下げようとがんばっていると、朝、正常域よりもさらに下がってしまい、低血糖の落とし穴にハマる確率が高くなるというわけです。

こんなふうに、低血糖の落とし穴は日常生活のいたるところに開いていて、いつなんどきハマってしまうか分からないのです。おそらく、**自分でも自覚がないまま、これまで何度も落とし穴にハマっている人も多い**のではないでしょうか。もしかしたら、そのせいで脳内に低血糖ダメージをみすみす広げてしまったような人もいるかもしれません。

つまり私は、こういうふうに**「知らないうちにみすみす低血糖」**の罠に陥るのが怖いから、あえて血糖値を高めにしてコントロールしているのです。

どうです？　みなさんも「もしや自分も低血糖の落とし穴にハマっているんじゃないか」と心配になってきたのではありませんか？少しでも不安になったなら、いまからでも遅くはありません。これを機会に糖尿病とのつき合い方や血糖値とのつき合い方を見直すようにしてはいかがでしょうか。

3

薬で血糖値を下げすぎて
「低血糖発作」を起こすと、
ヘタをしたら
命を落としかねない……

頭がぼんやりしたり、体がだるくなったり、意欲や活力が落ちてきたり――そういった症状が起こるのは「薬で血糖値を下げすぎたとき」だけではありません。

じつは、「薬で血圧を下げすぎたとき」や「薬でコレステロール値を下げすぎたとき」にも発生します。

おそらく、みなさんの中にも「血糖値の薬だけでなく、血圧やコレステロールの薬も飲んでいる」という方がたくさんいらっしゃるはず。そういう方々は、血糖値だけでなく、血圧やコレステロール値の「下げすぎトラブル」にも注意を払っていく必要があります。

血圧やコレステロール値の下げすぎについては、本書と同時刊行の姉妹本2冊（「血圧」、「コレステロール」）でくわしく述べておりますので、お手数ですがそちらをご参照ください。

ただ、血圧、血糖、コレステロールという「気になる〝検査値3兄弟〟」のうちでも、血糖値の下げすぎは飛びぬけて危険度が高いと思っておくべきでしょう。

なにしろ、**血糖値の場合、何かの間違いで大幅に下げてしまったりすると、重症の低血糖で命を落としかねません**。先にも述べましたが、血糖値は50や40にまで下がると意識が朦朧《もうろう》としたり、意識を失ったり、全身にけいれんを起こしたりするようになり、30や20にまで下がると死亡する危険性が出てきます。

たとえば、インスリンはたいへん効力が強く、高齢者が間違って多くの分量を打ったり、回数を多く打ったりすると、それだけで重症の低血糖につながりかねません。時には死亡してしまうこともあります。

もう少し具体的な例を挙げれば、少しボケ始めてしょっちゅう糖尿病の薬を飲み忘れている高齢のおばあさんがいたとしましょう。たまたま親の様子を見に来た子どもが「うわ、お母さん、こんなに飲み忘れの薬があるじゃない、ちゃんと飲まなきゃダメだよ！」と言って、今日の分だけでなく昨日の分まで血糖値を下げる薬を飲ませたら、いったいどうなるでしょうか。そう、そんなシチュエーションでも重症の低血糖発作は起こり得るのです。

また、たまたま薬を多く飲んでしまったり、食事をしないまま薬を飲んでしまったりしたときに、車のハンドルを握っていたらどうなるでしょうか……。運転中に低血糖発作を起こして意識が朦朧としたり体が言うことを聞かなくなったりしたら、どんな大惨事に見舞われるか想像がつきますよね。

それに、こうした低血糖のトラブルは、若い人や中年世代よりも高齢者のほうが起こしやすいのです。その理由は、年寄りが症状に気づきにくいからではありません。高齢者の場合、すでに動脈硬化が進んでいる人がほとんどで、血管の壁が厚くなって脳に血液が届きにくい状態になっています。つまり、その状態で薬を使って血糖を正常より低い値まで下げてしまうと、**脳にブドウ糖がよりいっそう届きにくくなって低血糖発作が起きやすくなる**わけです。

ですから、高齢の糖尿病患者は、わりと簡単に低血糖発作を起こすものだと思っておいたほうがいいでしょう。なおかつ、決して甘く見ることなく、重症の低血糖発作を起こす可能性も常に頭の隅に留めておくべきだと思います。

前の項目では、頭がボーッとしたり意欲や活力が落ちたりする軽い低血糖を「落とし穴」にたとえましたが、重症の低血糖の場合はそんなレベルでは済みません。それこそ、**一度落ちたら二度と這《は》い上がってこられないような「底なし級の落とし穴」が開いている**と思うべきでしょう。

私から言わせれば、**普段、血糖値の薬を使って数値を下げすぎている人は、それだけでかなりアブナイ橋を渡っているようなもの**。実際、すべての血糖降下薬は、運転注意薬に指定されています。ちょっと間違えて足を滑らせでもすれば、底の見えない闇へと真っ逆さまに落ちるかも分からない……。みなさんの中にも薬で血糖値を下げている方が多いと思いますが、それくらい**「死の危険と隣り合わせである」**ということを自覚しておくほうがいいのです。

4

ヘモグロビンA1cの値は、
7～8%台が
世界の医学界の常識。
日本の医者は
6%台にしたがるが、
それだと死亡率が上がる

ここまでで「低血糖がいかに怖いものであるか」「高齢者がいかに低血糖の落とし穴にハマりやすいか」が、お分かりいただけたのではないかと思います。

では、それを踏まえたうえで、日本の医療の現状を見ていくとしましょう。

日本の場合、健康診断でヘモグロビンA1c（直近1〜2か月の血糖の平均レベルを反映した指標）の値が7％を超えると、だいたい医者から「ちょっと血糖値が高いねぇ、薬出しておきましょう」と言われ、糖尿病治療へと進むことになります。6％台中盤か終盤でも糖尿病の可能性を疑われて治療を勧められるかもしれません。

また、日本糖尿病学会はかねてからガイドラインなどで「合併症予防を目指す際の目標として、ヘモグロビンA1c7％未満」を推奨してきました。要するに「糖尿病になってしまった人は、腎臓や網膜などへの合併症を避けるためにヘモグロビンA1cを6%台にするのを目指しましょう」ということ。この「糖尿病ならヘモグロビンA1cを6%台に抑える」という目安は、いまの日本糖尿病治療界のスタンダードになっていると言っていいでしょう。

ところが――

じつは、**この「6%」という〝低い目標値〟が通用しているのは、すでに日本だけのようなもの。世界各国では「ヘモグロビンA1cは7～8%を維持するのがいちばんいい」というのが共通スタンダードとなっている**のです。

すなわち、日本ではヘモグロビンA1cが「7%台」であれば、もう完全に病気扱いで、糖尿病を悪化させないため「6%台」に下げることが求められます。一方、海外の国々では、「7％台」をキープするのがもっとも健康によく、逆に6％台にまで下げちゃいけないとされているわけですね。

いったいこの差は何なのか？――ここは少しくわしく解説しておきましょう。

もともとはアメリカなどの先進諸外国でも血糖値は厳格にコントロールして低くするほうがよいとされていました。しかし、**「アコード試験」**と呼ばれる有名な研究が、その常識を見事に覆したのです。

アコード試験は、2008年2月、アメリカにおいて結果報告されました。その研究内容は、アメリカとカナダの2型糖尿病の患者さん1万人以上を対象に、「ヘモグロビンA1c6・0％未満を目標に厳格に血糖値をコントロールするグループ」と「ヘモグロビンA1cを7・0～7・9％にして比較的ゆるやかに血糖値をコントロールするグループ」とに分けて、追跡比較調査を行なうというもの。

その結果は驚くべきものでした。**なんと、血糖値を厳格にコントロールしようとしたグループのほうが死亡率が高く、しかも22％も死亡者が多かった**という結果が出たのです。

このアコード試験は、「糖尿病患者の血糖値は厳格に低くコントロールしたほうが生存率が高くなるだろう」という予測のもと、それを証明するためにスタートしたもの。ところが、予測とはまったく逆に「ヘモグロビンA1c7・0～7・9％で、高めでゆるやかにコントロールするほうが生存率が高い（死亡率が低い）」という結果が出てしまったわけです。

この研究は世界中の医療関係者を驚かせ、とりわけ、糖尿病治療を専門とする医者たちを戸惑わせました。なにしろ、それまで多くの患者に厳格な血糖値コントロールを求めて治療してきたやり方そのものを否定されたようなものですから、その戸惑いようは相当なものだったでしょう（日本の医者は戸惑うどころか、アコード試験という研究の存在さえも知らないという不勉強な人がほとんどなのですが……）。

アコード試験の結果については、当然、「果たして本当なのだろうか!?」という声も上がりましたし、真偽を確かめるため、その後いくつかの大規模調査も実施されました。「アドバンス試験」「VADT試験」などがその代表です（3つの研究の詳細データは次ページの表を参照）。

アコード、アドバンス、VADT試験の結果比較

	アコード試験		アドバンス試験		VADT試験	
対象	•2型糖尿病患者 •HbA1c7.5%以上 •心血管疾患既往または高リスク •40〜79歳		•2型糖尿病患者 •HbA1c制約なし •大小血管性疾患既往または高リスク •55歳以上		•2型糖尿病患者 •HbA1c7.5%超 •心血管疾患既往または高リスク •41歳以上	
実施地域 実施期間	北米 2001〜2009年		欧州、アジア、豪州、北米 2001〜2008年1月		米国 2000年12月〜2008年5月	
治験目標	•強化治療群 HbA1c6%未満 •標準療法群 HbA1c7〜7.9%		•強化治療群 HbA1c6.5%以下 •標準療法群 各地のガイドラインにのっとる		•強化治療群 HbA1c6%未満 •標準療法群 HbA1c8〜9%	
	強化療法 HbA1c <6%	標準療法 HbA1c 7〜7.9%	強化療法 HbA1c ≦6.5%	標準療法	強化療法 HbA1c <6%	標準療法 HbA1c 8〜9%
人数(人)	5,128人	5,123人	5,571人	5,569人	899人	892人
平均 HbA1c(%)	6.4%	7.5%	6.4%	7.0%	6.9%	8.4%
死亡率(%)	5%	4%	8.9%	9.6%	11.3%	10.7%
低血糖症(%)	16.2%	5.1%	2.7%	1.5%	21.1%	9.7%

参考資料：VADT,ACCORD,ADVANCE,Circulation.2009 Jan20;119(2):351-7. Intensive glycemic control and the prevention of cardiovascular events:implications of the ACCORD,ADVANCE,and VA diabetes trials:a position statement of the American Diabetes Assiciation and a scientific statement of the American College of Cardiology Foundation and the American Heart Association. Skyler JS,Bergenstal R,Bonow RO,Buse J,Deedwania P,Gale EA,Howard BV, Kirkman MS,Kosiborod M,Reaven P,Shewin RS;American Diabetes Association; American College of Cardiology Foundation;American Heart Association.

※『インスリン注射も食事制限もいらない 糖尿病最新療法』（岡本卓 著　角川 SSC 新書）P60 の図表を参考に作成

そして、こういった研究の結果、多少着地点に違いがあったり、結果の数字にズレがあったりはするものの、「どうやら糖尿病患者に厳格な血糖値コントロールを強制したところで何もいいことはない」「それどころか厳格な治療が死亡率を高める原因になっている可能性もある」「ヘモグロビンA1cは7〜8%台くらいの高めでゆるやかにコントロールしたほうが長生きにつながる」「逆に6%台にまでは下げないほうがいい」「下げすぎによる低血糖のトラブルが死亡率のアップに関係している可能性もある」といったことが、世界中の医療関係者の間で〝新たな常識〟として口々に語られるようになってきたのです。

いままでは「糖尿病患者の血糖値コントロールは、ヘモグロビンA1cを高めの7〜8%台で推移させたほうがいい」というのは、ほ

とんど万国共通のスタンダードな潮流となっています。

実際、世界中どんな国のデータをとっても7〜8%台がいちばん健康であり、6%台まで下げてはダメだとされているのです。

「ヘモグロビンA1cを6%台にしよう」と言う古い考えの医者は即刻替えたほうがいい

それに引き換え、日本では……。みなさんお察しのように、いまだに「ヘモグロビンA1cが7%を超えると糖尿病確定で、そういう人は6%台に下げるようにがんばらなきゃいけない」といった医療がわがもの顔でのさばり続けているわけです。

何と申し上げればよいのか、古い常識にしがみついて世界の趨勢《すうせい》から取り残されていく日本の状況を見ていると、私は怒りを通り越して、ひとりの医者として悲しくなってきます。

ただ、日本糖尿病学会も世界の趨勢の7〜8%台を知らないほどバカではないようで、最近は(及び腰ながらも)世界の流れに合わせて「高めでのゆるやかな血糖コントロール」を承認するようになってきています。実際、日本老年医学会と日本糖尿病学会による高齢者向けの糖尿病診療ガイドラインでは、高めの血糖コントロールで低血糖を防いでいくことを推奨しています。

しかしながら、日本ではまだまだヘモグロビンA1cを6%台まで下げようとする古い考え方のまま診療をしている医者が多いのが現状なのです。

すなわち、**上が路線変更をしたはいいものの、その路線変更のお達しが下々の医者にまったく浸透していない**。それで、「ヘモグロビンA1c7%台はだいぶ高いですね。じゃあ、薬で6%台にまで下げるようがんばりましょうか」と、何の疑いもなく自信満々で患者に話すような町医者たちがいまだ大勢を占めてしまっているというわけです。

とにかく、ヘモグロビンA1cを6%台にするというのは明らかにおかしい。私は、**かかりつけ医が「ヘモグロビンA1cを6%台にしましょう」などと言い出したら、即刻医者を替えたほうがいい**と思います。その医者が新しい医学情報を勉強していないのは間違いありませんし、だいたい6%台で維持したりしたら、低血糖リスクが上がるし、逆に死亡率も上がりかねないのです。

なお、私自身は、ヘモグロビンA1cを9~10%台くらいでコントロールしています。

「いったいなぜ、そんなに高い値にするのか?」という声も聞こえてきそうですね。

でも、ここまで高くするのは私の信念のようなもの。先の**アコード試験では7~7・9%のグループが死亡率が低かったわけですが、それでも5・1%の人が低血糖になっている**のです。だったら低血糖をちゃんと防ぐには、7~8%台よりもうちょっと高くしておいたほうがいいのではないか。そういう考えから9~10%台にしています。

ただ、これはあくまで〝低血糖嫌い〟の私個人の判断であり、みなさんに勧めるつもりはありません。みなさんの場合は、やはり世界趨勢の7~8%台のコントロールがベストなのではないでしょうか。

5

血糖値は「ちょい高め」でキープするほうが健康。空腹時血糖が「200台」でも大きな問題はない

前の項目でも述べたように、私はヘモグロビンA1cを9〜10%台でコントロールしています。血糖値のほうは、空腹時血糖が300mg／dlくらいです。

私は毎朝起床後に簡易血糖測定器で自分の血糖値をチェックしているのですが、数値が300を超えたときには薬を飲んで血糖値を下げるようにしています。もちろん、300を超えていなければ薬は飲みません。ここ数年は「薬を飲む日」よりも「薬を飲まない日」のほうが圧倒的に多い状況で、そうやっていつも血糖値300前後をキープしていれば、ヘモグロビンA1cのほうもだいたい9〜10%台で収まるという感じです。

また、血糖値のため多少の運動も心がけています。「運動」と呼ぶのさえためらわれるくらいの簡単なスクワットとウォーキングなのですが、これらについては第3章で紹介しましょう。

なお、血糖値を高めでキープしていると心配になるのが「糖尿病性腎症」や「糖尿病性網膜症」などの合併症です。私は、高めでのコントロールを決めた以上、腎臓や眼底の定期検査はちゃんと行なっています。**腎臓検査は3か月に1回、眼底検査は半年に1回、ずっと続けていますが、いまのところ異常はありません。**

ともあれ、私はこういったやり方で5年間、ヘモグロビンＡ１ｃ９〜10％台、血糖値３００㎎／dℓ前後をずっとキープしています。私の場合、血糖値がこれくらい高いほうがすっきりと頭が冴えて、仕事の効率が上がるのです。おそらく、私の脳と体は、日々エネルギッシュに活動するためにこれくらい高めの血糖値を必要としているのだと思います。

そして、先述したように「ヘモグロビンA1c9〜10%台、血糖値300mg／dℓ」で日々をアクティブに生きていくのは、私が自分の体を使って行なっている人体実験でもあるのです。これでもし、私が腎臓も眼底も別状なく、健康に長生きをすれば、「血糖値は和田さんみたいに高くても問題なかったんだ」ということになるでしょう。

もっとも、この実験の〝設定〟である「ヘモグロビンA1c9〜10%台、血糖値300mg／dℓ」は、〝低血糖恐怖症〟の私が念には念を入れてかなり高めに設定したラインですので、これを一般の方々に勧めるわけにはいきません。

では、一般の糖尿病患者はいったいどれくらいのレベルで血糖値をキープしていけばいいのか。まず、**ヘモグロビンA1cについては**

世界趨勢の7〜8％台で推移させていくべきだと思います。これに関してはもう世界の医学界の常識ですので、異論の余地がありません。

では、血糖値のほうはどうか。

血糖値は「空腹時」と「食後」とがあって分かりにくいのですが、一般的には空腹時血糖値80〜100㎎／㎗くらいが正常域とされ、100台の中盤になると要注意、200を超えると危険とされています。

ただ、私はこうした基準よりも高めにコントロールしていくほうがいいと思います。たとえば、**空腹時血糖値をちょい高めの150〜200や200〜250でコントロールするとか、200台中盤や後半で推移させるとかなら大きな問題はない**はずです。

とにかく、高めにキープすることのいちばんの目的は「低血糖トラブル」を防ぐことです。「糖尿病の人の血糖値を正常域まで下げてしまうのは危ない」というのも、すでに世界の医学界の常識です。正常域まで下げていると、いつ低血糖の落とし穴にハマってもおかしくありません。その落とし穴にハマりたくないのなら、私は「ちょい高めコントロール」を選ぶべきだと思います。

それに**「ちょい高め」で血糖値をコントロールしていると、頭も体もびっくりするくらいよく動くようになります**。これから先、残りの人生をスッキリした頭と体でアクティブに過ごしていきたいのなら、やはり脳や体に十分なブドウ糖を供給する「ちょい高め」の道を選ぶほうがいいのではないでしょうか。

もっとも、最終的に決断をするのはみなさん自身です。ぜひみなさん、先々後悔することのないように、よく考えて賢い選択をするようにしてください。

6

歳をとるにつれて
血糖値が上がるのは、
体の自然な適応現象。
厳格な糖尿病治療で
無理やり下げて
しまってはいけない

血糖は人間を動かすエネルギーの源です。脳や体を動かす動力源と言ってもいいでしょう。

そのため、血糖値が高めの人は元気でエネルギッシュ。薬で血糖値を低く抑えている人は元気がなく弱々しい傾向があります。

私は浴風会という高齢者専門病院に長く勤務していたわけですが、そこでは血糖値の高い患者さんがどの方も元気だったために、あえて積極的な糖尿病の治療をせず、高めの血糖値でコントロールしていたほどです。だから、「血糖値が高い」ということは必ずしも悪いことばかりではないのです。

それに私は、**高齢者が歳をとるにつれて血糖値が上がってくるのは、体の自然な適応現象**だと考えています。不思議そうな顔をしているみなさんも多いかもしれませんが、ここでポイントになるのは

「動脈硬化」です。

そもそも、高齢になればほとんどの人は動脈硬化が進んでしまっています。**動脈硬化のいちばんの促進因子は「加齢」です。これはつまり、歳をとれば誰でも動脈硬化になるということ。**どんなに血圧や血糖、コレステロールなどの値に気をつけていても、高齢になれば動脈硬化が進むのは避けられないのです。動脈硬化はすでに60代で進み始めていますし、70代になれば過半数は動脈硬化になっています。80代になれば、もうほとんど全員動脈硬化が完成していると言っていいでしょう。

動脈硬化が進むと、血管が硬くなり、血管の壁が厚くなって内径が狭くなってきます。すると、血液は狭苦しい通路を通っていかなくてはなりません。当然、脳などにブドウ糖や酸素が届きにくくなりますよね。もし、エネルギー源であるブドウ糖が脳に届かなくなりでもしたら、脳活動がストップしてしまいます。

だから、**歳をとって動脈硬化が進んでくると、自然に血糖値が上がって、脳へのブドウ糖供給に支障がないようにする仕組みになっているの**ではないかと考えられるのです。

つまり、歳をとると血糖値が上がるのは、「上げる必要」があるから上がっているのであり、言わば、古くなった血管に体が何とか対応しようとしている「適応現象」であるわけですね。

では、そこで考えてみてください。歳をとって血糖値が高くなってきたからといって、それを薬の力で無理やり下げるという行為はいかがなものでしょう。歳とともに上がるのが、老化した血管に対応するための「体の自然な反応」だとすれば、「自然の理」に逆らっているこ とのようにも思えます。

もちろん、だからといって「血糖値を下げる医療は必要ない」なんて言うつもりはまったくありません。私のようにあまりに血糖値が高い場合や糖尿病の合併症が心配される場合は、ちゃんと薬を使ってコントロールしていく必要があります。

ただ、私は、**高齢者の血糖値が既定の正常域を多少超えたくらいのことでいちいち目くじらを立てて数値を下げる必要はまったくない**と思います。

むしろ、浴風会病院のように、多少高くても積極的に治療を行なわず放任したり、高めの値でコントロールしたりするほうが、ずっと自然の理にかなっているのではないでしょうか。

厳格な治療で血糖値を下げようとする医者からは早く逃げたほうがいい！

それと、高齢者が気をつけなくてはいけないのは、日本ではいまだに「厳格な糖尿病治療」を行なおうとする医者がかなりの数存在するということです。

「アコード試験」（53ページ）のところでも述べたように、「糖尿病の厳格な治療」はかえって患者の死亡率を高めてしまう可能性があります。それなのに、日本には信じられないことに、いまだにヘモグロビンA1cを6％以下にするのを患者に求めたり、厳しい食事制限を患者に求めたりする医者が大勢いるのです。

もしこんな医者にかかってしまったら、「お気の毒に……」と言わざるを得ません。その高齢の患者さんは、体の自然な反応として上がってきた血糖値を無理やり下げられ、みすみす低血糖リスクにさらされることになるでしょう。しかも、食事でも厳しい制限を突きつけられ、低栄養リスクにもさらされることになるでしょう。

そういう状況になったら、かえって命を縮めてしまうのは目に見えています。ですから、高齢の糖尿病持ちのみなさんは十分に注意して医者を選ばなくてはなりません。**少なくとも「厳格な糖尿病治療」を行なっている医者にかかるのは絶対にやめたほうがいい**でしょう。語弊はあるかもしれませんが、私は、高齢者の場合、「厳格な糖尿病治療」をするくらいなら、何も治療せずに血糖値を高いまま放っておくほうがずっとマシだと思います。

おそらく、みなさんの中には「そんなこと言って、血糖値を高いまま放置して、動脈硬化が進んで心筋梗塞や脳梗塞にでもなったらどうしてくれるんだ」と言う方もいらっしゃるかもしれません。

でも、先述したように**高齢者の大多数はとっくに動脈硬化が進んでしまっているのです。すでに進行してしまっているのに、いまさら手の施しようがありません。**それに（これは血糖値だけでなく高血圧にも言えることですが）、もし心筋梗塞や脳梗塞が心配だというならば、定期的に心臓ドックや脳ドックを受けるほうがずっと的確に予防をすることができるのです。

とにかく、高齢のみなさんは多少血糖値が高かろうとも大騒ぎすることはありません。慌てず騒がずゆったりと構えて、少し高めの血糖値でコントロールしていくほうが長生きにつながるということは、ちゃんと医学的に証明されていることなのですから。

7

薬の力で血糖値を下げすぎると、アルツハイマー型認知症になるリスクが高まる！

この辺りで、「血糖値とアルツハイマー型認知症との関係」について述べておきましょう。

脳にどれくらいの血糖が届いているかは、脳活動に大きく影響します。軽い低血糖になっただけでも、ボーッとしたり意識が薄れたりする症状が現われるわけですから、当然、認知症発症にも相当影響していると考えられますよね。

では、将来、ボケないためには、血糖値を低く抑えておくほうがいいのでしょうか、それとも、血糖値を高めでキープしていくほうがいいのでしょうか。

その答えを示す前に「ふたつの研究」をご紹介しましょう。

ひとつは、私の以前の勤務先・浴風会病院の研究です。浴風会病院のような老人医療の現場では、「どうも糖尿病がある人のほうがボケないよね」「血糖値が高いほうが脳に栄養が行くからボケないのかな」といったことが、かねてから医者たちの間で口々に語られていました。浴風会病院・板垣晃之医師の研究は、それを明らかにしたと言えるでしょう。

板垣医師の研究は、患者さん267名を、糖尿病だった人と糖尿病ではなかった人とに分け、死亡後に脳を解剖して比較したもの。次ページの上の表のように、**糖尿病があった人のアルツハイマー発症率は8・8%。糖尿病がなかった人のアルツハイマー発症率は27・9%**。糖尿病があった人のほうがずっと少なく、糖尿病があった人はなかった人に比べて発症率3分の1という結果が出たのです。

一方、もうひとつは「久山町《ひさやままち》研究」です。これは、1961年以来福岡県久山町の住民を対象にして行なわれている生活習慣病疫学

〈浴風会病院の研究〉

血糖値の高い人はアルツハイマーになりにくい

	アルツハイマー型認知症	非アルツハイマー型認知症	計
糖尿病	3(8.8%)※	31(91.2%)	34(100%)
非糖尿病	65(27.9%)	168(72.1%)	233(100%)
計	68(25.5%)	199(74.5%)	267(100%)

※：p<0.03(編集注：数値の差が偶然に生じた確率は3%未満）　板垣(1992)

〈久山町研究〉

耐糖能レベルと認知症発症のリスク

(IFG：空腹時血糖異常　IGT：耐糖能異常)

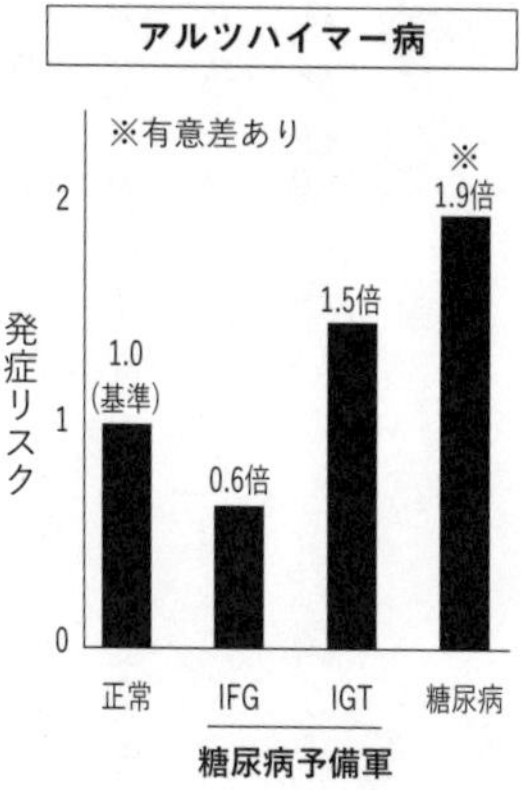

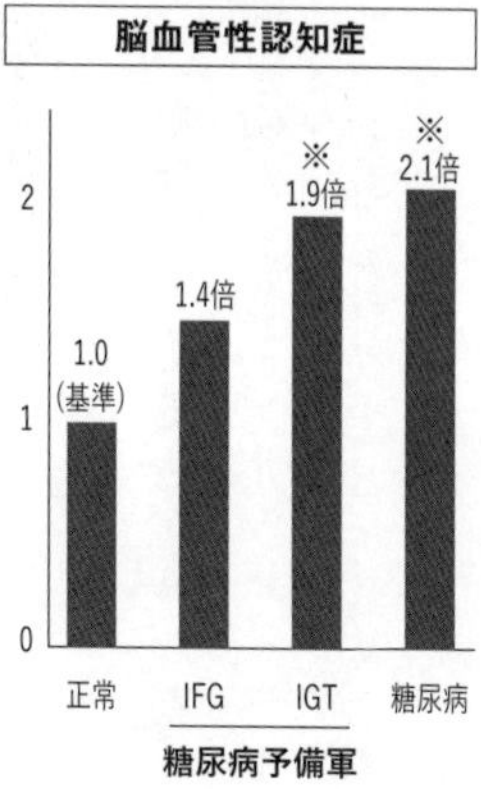

調査。九州大学の主導で行なわれ、医学界からはたいへん高い評価をされています。この研究に糖尿病とアルツハイマー型認知症発症率を調査したものがあり、糖尿病がある人は糖尿病がない人に比べて1・9倍もアルツハイマー型認知症発症率が高いという結果が出ているのです（前ページの下のグラフ参照）。

糖尿病という病気ではなく、低血糖状態がアルツハイマーを発症させる!?

つまり、これらふたつの研究では、「糖尿病があるとアルツハイマーになりにくい（浴風会）」と、「糖尿病があるとアルツハイマーになりやすい（久山町）」という相反する結果が出てしまっているわけです。いったいどちらが正しいのでしょうか。

まあ、世間的な受け止められ方で言えば、「久山町研究」のほうが圧倒的に支持を得ています。「糖尿病はアルツハイマー型認知症の危険因子である」という考え方も、半ば日本の医療関係者の〝常識〟になっていると言っていいかもしれません。

しかし、私は、これは大いに疑問だと思っています。

なぜなのか？――その理由は、**久山町の被験者たちがみな糖尿病の「治療」を受けている**からです。久山町では、薬でしっかり血糖値を下げ、食事制限もしっかり指導する、「厳格な治療」が行なわれてきたと言っていいでしょう。

これはあくまで私の仮説として聞いてください。じつは、私は**「糖尿病という病気がアルツハイマーの発症率を上げているのではなく、糖尿病の治療によって起こった低血糖状態がアルツハイマーの発症**

率を上げているのではないか」と考えているのです。

近年、深刻な低血糖を何度も繰り返していると、認知症リスクが高まることが明らかにされつつあります。深刻な低血糖は脳の神経細胞にも大きなダメージをもたらすので、それが認知機能の低下につながっているのでしょう。すなわち私は、**久山町の場合も、「厳格な糖尿病治療による低血糖」が少なからず影響しているのではないか**と推測しているわけです。実際、久山町研究では「インスリンを多量に使わなければならないような重症糖尿病のケースほど、アルツハイマーになりやすい」という結果も出ているようです。

一方、浴風会病院では、もともと糖尿病患者に積極的な治療をしていませんので、みな高めの血糖値をキープしていて、低血糖に陥るリスクはほとんどありません。おそらく、この「治療しているか治療していないかの差」「低血糖を起こしているか低血糖を起こしていないかの差」が両者の研究結果を両極端に分けているいちばんの原因なのではないでしょうか。

以上が私の仮説です。

糖尿病のせいでアルツハイマーになりやすくなるのか、糖尿病の治療のせいでアルツハイマーになりやすくなるのか、どっちが正しいのかは、正直なところ私にもまだ答えられません。ただ、世界の医学データの趨勢を見ていると、**「薬で血糖値を下げすぎているせいでアルツハイマーになる」「厳格な治療による低血糖のせいでアルツハイマーになる」**という考え方のほうが次第に優勢になっている気がします。いずれ遠からず白黒はっきりする日が来ることでしょう。

8

糖尿病の合併症は、厳格な治療による〝低血糖ダメージ〟によって起こっているのではないか？

前の項目に続き、もうひとつ、私が考えている「仮説」を述べさせてください。

それは、**「糖尿病性腎症」「糖尿病性網膜症」「糖尿病性神経障害」などの糖尿病の3大合併症が、もしかしたら「厳格な糖尿病治療による低血糖ダメージ」によって引き起こされているのではないか**という仮説です。

これは、別に何らかの証拠やデータがあって仮説を提示しているわけではありません。単なる私の推測であり、もっと言えば私の頭の隅に巣食っている〝妄想〟のようなものです。

ただ、可能性はあると思うのです。前の項目ではアルツハイマー型認知症について述べましたが、低血糖は脳細胞にも大きなダメージをもたらします。当然、そのダメージは脳だけでなく、体各部の細胞にも及んでいるはずです。

重度の低血糖になるということは、血糖、すなわちブドウ糖の供給がほとんどストップしてしまうようなもの。ブドウ糖を得られなくなった細胞は、活動困難に陥って大きなダメージをこうむることになりますよね。とりわけ、血流が届きにくい手先や足先の末梢の細胞、無数の毛細血管が密集する腎臓の細胞、極薄の膜に繊細な毛細血管が集中する網膜の細胞などは、ブドウ糖不足でかなりのダメージが及んでいるはずなのです。

つまり、私はそういった〝低血糖ダメージ〟が、手先や足先の神経、腎臓の無数の細かい血管、網膜の繊細な血管などに積み重なって、合併症の発症につながっていくのではなかろうかと考えているわけです。そう仮定するといろんな辻褄《つじつま》が合ってきて、頭の中でいっそう考えがふくらんでいってしまうんですね。

ただみなさん、これはあくまで私の〝妄想〟なので、真に受けないでください。ひょっとしたら、数年後か数十年後、この〝妄想〟が医学的に証明される可能性もなくはないと思いますが、少なくとも現段階では〝妄想〟の域を出ない話です。もちろん、**この〝妄想〟を真に受けて、糖尿病合併症の予防を怠るようなことはお勧めしません。**

だって、日々こんな〝妄想〟をしている私自身だって、糖尿病合併症の予防対策はきちんと手を打っているのです。先にも述べたように、私は腎臓の検査、網膜の検査は定期的に行なって、合併症の兆候がないかどうかをしっかりチェックしています。いまのところ、かなり高めの血糖値コントロールをしているにもかかわらず、異常らしい異常は見当たりません。

ずぼらな私がこんなにまじめに検査を受けている理由は、絶対に合併症に陥りたくないからです。糖尿病性腎症が進めば腎不全になって人工透析生活になってしまいますし、糖尿病性網膜症が進めば失明に陥りかねません。糖尿病性神経障害が進めば壊疽《えそ》が起きて悪くすれば足を切断しなければならないこともあります。私はそんな事態には見舞われたくはありません。

もし、私の〝妄想〟が当たっていれば、私はまず低血糖を起こすことはないと思うので、このまま合併症になることなく無事に生きていけるのかもしれません。でも、〝妄想〟にすぎない自分の考えに自分の運命を託す気にもなりませんし、世間一般で言われているような「高い血糖値のままでいると合併症が進みやすくなる」という考え方を全面的に無視するわけにもいきません。だから、私は自分の腎臓や網膜の状態をきちんとチェックして、かなり神経を使って合併症への予防線を張っているわけです。その予兆があれば、もう少し低め（といってもヘモグロビンA1c8％くらいですが）でコントロールすると思います。

ですから、**糖尿病合併症が気になる方は、やはり腎臓の検査や網膜の検査は行なっておいたほうがいい。**腎臓は尿検査や血液検査でeGFR《イージーエフアール》という指標を割り出すことでチェックできますし、網膜は眼科で眼底検査を受ければ簡単にチェックできます。

あと、できれば心臓ドックも受けるようにするといいでしょう。糖尿病は心臓を中心とした循環器系にも大きなリスクをもたらします。心筋梗塞を防ぐためにも、心臓の冠動脈に狭窄《きょうさく》箇所がないかどうかくらいは、検査をして確認しておくほうがいいと思います。

9

もしかしたら
糖尿病は、
治療をすること自体が
リスクなのかもしれない!?

2022年11月、俳優の渡辺徹さんが亡くなられました。渡辺さんが長年糖尿病と格闘していたのは有名な話。身長180センチで130kgあった体重を78kgまで落として、病気治療に励んでいたそうです。私は数回ほどラジオの仕事で一緒になったことがあるのですが、久しぶりにお会いした時、あまりにやせられていたので、最初は渡辺さんだと気づきませんでした。

いったいなぜ唐突にこんな話を始めたのか。それは**「渡辺さんが亡くなった理由のひとつは『糖尿病の治療のせい』ではないのか」**と疑っているからです。

私は、渡辺さんがどんな治療を受けていたのか、くわしくは存じ上げません。しかし、日々薬を使って血糖値を下げることに懸命になっていたであろうことは想像がつきます。また、体重を落とすのにも懸命だったでしょう。急激なダイエットとリバウンドを繰り返していた時期もあったと聞きますが、たぶん、摂取カロリーを大幅カットするような極端な食事制限で体重を落とすことが多かったのではないかと思われます。

でも、私に言わせれば、糖尿病はこういう対応の仕方をするのがいちばん危険なのです。

先にも述べましたが、糖尿病は「血糖値が上がる病気」ではなく「血糖値が動く病気」です。**血糖値を下げたり食事で体重を落としたりすることにばかり力を入れていると、必然的に血糖値が下がりすぎて低血糖に見舞われるシチュエーションが多くなります。**

とりわけ渡辺さんの場合、体重のアップダウンだけでなく血糖値のほうもかなり激しく乱高下していたのではないかと推測されます。

絶食して体重を減らすようなこともやっていたらしいので、きっと重度の低血糖に見舞われるようなこともめずらしくなかったのではないでしょうか。

血糖は人間を動かすエネルギーです。そのエネルギー供給が安定せずに乱高下したり、たびたびエネルギーが枯渇したりするというのは人間の生存にとって危機的な状況です。当然、脳や体にも尋常ではないダメージがもたらされます。

つまり、渡辺さんは糖尿病治療の過程で、自身をそういう危機的状況に追い込んでしまった。亡くなられたとき、渡辺さんの体はすでにあちこちボロボロだったそうですが、その背景には、こうした「誤った糖尿病治療を実践してきた」部分がかなり大きく影響しているのではないか——と、私はそのように考えているわけです。

私が思うに、いまの日本では「糖尿病を治療しようとがんばってきたのに、その糖尿病治療によってかえって自分の首を絞め、いつの間にか自分の体をボロボロにしてしまった……」というケースがかなり多いのではないでしょうか。

そう考えると、もしかしたら**「糖尿病は治療をすること自体がリスク」**なのかもしれません。

もちろん、これは「糖尿病は治療しなくていい」ということを言っているわけではありません。先述したように、患者が糖尿病を日々コントロールして不安定な血糖値を安定させていくには、私は医療の手助けが不可欠だと考えています。

ただ、その肝心の医療サイドには、いまだに厳格な血糖コントロールを求めていたり、徹底した減量や厳しい食事制限を求めていたりするところが多いから話がややこしい。つまり、治療のやり過ぎだということです。そういうふうに**「いつ低血糖を起こしてもおかしくないような治療のやり方」をしている医者にかかってしまった場合は、患者の脳や体に低血糖ダメージが降りかかるのは避けられない**でしょう。

こうしたケースでは、残念ながら「治療をすること自体」が患者にとって大きなリスクになると言わざるを得ません。だから治療してもらう患者側は、その医者が糖尿病治療や血糖コントロールに対してどんな姿勢で臨んでいるのかをしっかり調べたうえで受診するほうがいい。「糖尿病治療のリスク」を回避するには、いまのところ、それがもっとも安全で無難な予防策なのではないでしょうか。

10

糖尿病は、じつは
「低血糖にならないように、
血糖値を高めにキープ
しなきゃいけない病気」
なのである

先にも述べたように、私は、糖尿病とは「血糖値を下げなきゃいけない病気」なのではなく、**「低血糖にならないよう、血糖値を高めにキープしなきゃいけない病気」**なのだと考えています。

たぶん、最初にそう聞いたときには「常識外れ」と思った方が多かったのではないでしょうか。でも、みなさんいかがでしょう。この第1章をお読みいただいて、私がこのように考える理由がだいぶお分かりいただけたのではありませんか？

ここまで紹介してきたように、血糖値を下げすぎたときの〝低血糖の害〟を甘く見ていると、患者はたいへん痛いしっぺ返しを食らうことになります。

ちょっと振り返ってみてください。

高齢者の場合、ごく軽い低血糖でも頭がボーッとしたり、体がだるくなったりするようになります。そういうことが度重なれば、意欲や活力が落ちて家にこもりがちになり、心身の機能が大きく低下してしまいます。もちろん、それが寝たきりや要介護の原因となる場合も少なくありません。

また、もし何かの間違いで高齢者が大幅に血糖値を下げてしまいでもしたら、意識が朦朧としたり全身にけいれんが現われたりして、脳や体の自由がきかなくなります。転倒骨折事故や車の暴走事故が低血糖発作を原因に起こっていることも多いと私は考えます。当然、命を失う事態につながったとしてもおかしくありません。

しかも、重度の低血糖を起こすと脳や体の細胞に大きなダメージが残ることになります。先にも触れましたが（76ページ）、研究者のなかには、糖尿病患者のアルツハイマー型認知症発症率が高いのは、

「糖尿病の厳格な治療による低血糖のせいではないか」と言っている人もいるようです。

なお、本章では触れられませんでしたが、**動脈硬化の進んだ高齢者の場合、重度の低血糖を起こすと、脳卒中や心筋梗塞のリスクが高くなる**ことも分かってきています。

高齢のみなさんの中には「脳卒中や心筋梗塞で死ぬのは嫌だから、血圧を下げ、血糖値を下げて気をつけてきた」という方も多いと思いますが、もしかしたら、その「下げるためのがんばり」が低血糖を招き、逆に脳卒中や心筋梗塞を招き寄せる要因になっていたかもしれないわけです。

意欲・活力低下、心身の機能低下、寝たきり、要介護、意識障害、全身けいれん、転倒骨折、車の暴走事故、アルツハイマー型認知症、脳卒中、心筋梗塞……。

いま挙がったワードをざっと羅列しただけでも、低血糖の怖ろしさがお分かりいただけることでしょう。「低血糖」は、野放しにしていたら最後、老後の健康のすべてを台無しにしてしまうと言ってもいいくらい、危険極まりないヤツなのです。

だから、**本来は、この「怖ろしい低血糖」を徹底的にマークして防いでいかなくてはなりません**。

現に私はそれを実践しており、万が一にでも低血糖にならないよう用心に用心を重ね、かなり高めのラインで血糖値を推移させているわけです。たぶん低血糖を封じ込めていくには、それがいちばんシンプルで効果の高い手段なのではないでしょうか。

私は、一般の医療機関でも「糖尿病は血糖値を下げなきゃいけない病気」ではなく、「低血糖にならないよう、血糖値を高めにキープしなきゃいけない病気」なのだという認識を持って、意識改革をしていくのが急務だと考えています。

ところが、日本の糖尿病医療体制において、いまのところそういう機運の盛り上がりはほとんど見られません。むしろ逆で、血糖値をしっかり下げようとする医療がいまだに幅を利かし、**患者をみすみす低血糖の害にさらすような「下げすぎ」「治療しすぎ」の医療が横行しているの**です。しかも、たとえ患者が低血糖に陥って何かしらのトラブルを負ったとしても、多くの医者たちは何の責任も取らず、「治療してやっているのにいったい何が悪いんだ」という顔で昔と変わらないやり方を続けています。

では、わたしたちは、こういう医療からどうやって自分の身を守っていけばいいのでしょう。

こういった古い医療に足をすくわれないためには、医者に頼りすぎず、医者を疑ってかかるくらいの意識を持ち、なおかつ、自分の命を自分で守っていく意識を持たねばなりません。そうした自衛の心得については、後の章で改めて述べることにしましょう。

とにかく、**古い常識に縛られた医者の言うことを聞いてばかりいたら命がいくつあっても足りません。**いまや糖尿病治療や血糖コントロールの常識は大きく様変わりしているのです。

ぜひみなさんは、古い常識に囚われず、積極的に新しい常識の扉を開いていってください。そして、新しい常識を身につけ、自分で自分の体を守っていくようにしましょう。

第2章

我慢や少食はダメ！好きなものを好きに食べなさい！

糖尿病でも、
ごはんや甘いものも
食べてＯＫ！

11

栄養失調に陥る高齢者が増えているのを知っていますか？

みなさんは、いま、高齢者に低栄養や栄養失調と診断される人が増えているのをご存じでしょうか。

該当する人は、だいたいやせ細っています。それもそのはずで、みんな、ごはんをあまり食べていません。歳とともに少食になってきたのをいいことに、日々の食事を少ない量で簡単に済ませてしまっています。それで、次第にカロリーやたんぱく質が不足して、低栄養になってしまっているわけです。

これは、かなり由々しき事態です。

このあとくわしく述べていきますが、**低栄養は、確実に年寄りの老化や衰えを加速させます**。さらに、これを放っていると、てきめんに筋肉が落ち運動機能が低下して、フレイルや寝たきりのリスクがどんどん高まっていってしまうのです。

たぶん、みなさんの中には〝私はちゃんと食べているから大丈夫〟と思っている方も多いでしょう。しかし、あるアンケート調査で「私はちゃんとごはんを食べています」と答えた高齢者の栄養状態を実際にチェックしてみたら、じつは大多数の人が低栄養リスクの高い状態だったという報告もあります。

つまり、**低栄養がかなり心配な状態なのにもかかわらず、「自分は低栄養である」という自覚がない人が非常に多い**んですね。

それに、じつはいまの日本は、世界的に見ても「低栄養な国」なのです。次ページの表を見てください。これは日本人のひとり1日当たりの栄養摂取量の変遷を表わしたもの。終戦翌年の1946年の摂取エネルギーが1903㎉。その後、高度経済成長の間は増えているものの、2019年には摂取エネルギーが終戦翌年とまった

日本人の1人1日当たりエネルギー等摂取量の変遷

	エネルギー (kcal)	タンパク質 (g)	うち動物性 (g)	脂質 (g)	うち動物性 (g)	炭水化物 (g)	カルシウム (mg)	ビタミンC (mg)
昭和21年 (1946)	1903	59.2	10.5	14.7	—	386	253	173
昭和35年 (1960)	2104	69.7	22.3	20.3	—	411	338	76
昭和40年 (1965)	2189	71.3	28.5	36.0	—	384	465	78
昭和45年 (1970)	2210	77.6	34.2	46.5	—	368	536	96
昭和50年 (1975)	2188	81.0	38.9	52.0	25.6	335	552	138
昭和55年 (1980)	2084	78.7	39.2	55.6	26.9	309	539	123
昭和60年 (1985)	2088	79.0	40.1	56.9	27.6	298	553	128
平成2年 (1990)	2026	78.7	41.4	56.9	27.5	287	531	120
平成7年 (1995)	2042	81.5	44.4	59.9	29.8	280	585	135
平成12年 (2000)	1948	77.7	41.0	57.0	28.8	266	547	128
平成17年 (2005)	1904	71.1	38.3	53.9	27.3	267	539	106
平成22年 (2010)	1849	67.3	36.0	53.7	27.1	257.6	510	109
平成24年 (2012)	1874	68.0	36.4	55.0	28.0	259.8	499	96
平成26年 (2014)	1863	67.7	36.3	55.0	27.7	256.8	497	94
平成28年 (2016)	1865	68.5	37.4	57.2	29.1	252.8	502	89
平成30年 (2018)	1900	70.4	38.9	60.4	31.8	251.2	505	95
令和元年 (2019)	1903	71.4	40.1	61.3	32.4	248.3	505	94

出典：厚生労働省「国民健康・栄養調査」

く同じ1903kcalになっていることが見て取れます。主要先進国であれば3000kcalくらいあるのが普通であり、**1800kcalとか1900kcalというのは飢えに苦しむ国のレベル**です。これからも、わたしたちがいかに「食べていないか」がお分かりでしょう。

「やせたほうがいい」という健康常識を白紙に戻して書き換えよう!

いったいどうして、日本人はこんなにも食べなくなってしまったのか。理由はいろいろあると思いますが、いちばん大きいのは「飽食はいけない」「メタボはいけない」「太ってはいけない」「やせたほうがいい」といった固定観念的な健康情報をさんざん刷り込まれてきたからではないでしょうか。

もちろん、若者や中年世代であれば、動脈硬化のリスクを抑えるために、太りすぎやメタボを避けたほうがいいのですが、それはあくまで「若者・中年向けの話」です。高齢世代の場合は、すでにほとんどの人に動脈硬化が進んでしまっているため、いまさら予防をがんばったところで得られる効果は知れています。

それに、**高齢者の場合は、より長生きをするためにも、日々しっかり食べて体重を増やしていくくらいのほうがいい**のです。

ＢＭＩ（ボディ・マス・インデックス）も、高齢者の場合は太り気味くらいのほうがよいとされています。一般的にはＢＭＩが25を超えると「肥満」とされ、18・5を下回ると「やせ」とされているのですが、**世界中どんな国の統計を取っても、BMIは25を少し超えたくらいがいちばん長生き**であることが分かっています。もっとも長生きするのはＢＭＩ25〜30。それ以上、30を大幅に超えて太りすぎるのはさすがにＮＧなのですが、ちょっとぽっちゃりした小太り体型くらいは、むしろ健康長寿の目標として目指すべきなのです。

一方、ＢＭＩが18・5未満の「やせ」になると、死亡率がググッと上がります。ところが、日本の高齢者はＢＭＩが18・5にも届かない低体重に該当する人が60％にも上ることが明らかになっているのです。なかにはＢＭＩが16未満の「重度のやせ」の人もかなりいて、**日本の高齢者の「やせすぎ」は、もう危険なレベルに達している**と言っていいでしょう。

決して脅かすわけではありませんが、みなさんの中にも「低栄養」や「やせすぎ」の方が大勢いらっしゃるのではないでしょうか。

ですから、そういう方は、今後の人生で早死にしないためにも、ご自身の頭の中の健康常識を大幅に書き換えることをおすすめします。

つまり、これまで「やせたほうがいい」とされてきたのを**「太ったほうがいい」**、「メタボ体型はダメだ」とされてきたのを**「ちょいメタボくらいのほうがいい」**、「食べすぎはよくない」とされてきたのを**「どんどん食べて太るくらいのほうがいい」**といったように書き換えていくのです。とにかく、いったんすべて白紙に戻し、全部〝逆のこと〟に書き換えていくくらいのつもりでリセットしていくといいでしょう。

なお、糖尿病持ちの高齢者の方々は、この「頭の中の健康常識の書き換え」をとくに強力に押し進める必要があります。なぜそれが必要なのか、栄養の摂り方をどう変えていけばいいのか、この第2章ではこうした点についてじっくり説明していくことにしましょう。

12

低栄養による
筋肉量の減少から、
老化が一気に加速する。
糖尿病の食事制限で
食を細らせてしまうのが
いちばん危ない！

みなさんの中には「**糖尿病**」と聞くと、すぐに「**厳しい食事制限**」「**カロリー制限**」といった言葉が浮かぶという人も多いのではないでしょうか。

厳格な糖尿病治療をする医療機関では、患者の1日の摂取カロリーをかなり細かく計算して、減量や食事の指導を行なっています。例を挙げれば、身長170センチの40代男性なら、1日2000kcalくらい、身長150センチの50代の女性なら1日1400kcalくらいに食事を制限することになります。

経験したことのある方はお分かりと思いますが、たったこれだけのカロリーでは、食べた気がしないくらいもの足りなく感じるはず。毎日3度3度の食事で、もっとたくさん食べたいのを我慢して食欲を抑え込まなくてはなりません。きっと、こうした食事制限に相当なストレスを感じてきた方も多いことでしょう。

ただ、これが高齢になるとだいぶ様相が変わってきます。日本では歳を重ねるとともに食が細ってきて、少ない食事量でも満足できてしまう人が増えてきます。たとえば、50代の頃に1400kcalの食事でもの足りなさを感じていた糖尿病の女性がいたとして、その人が60代後半や70代になると、同じ摂取カロリーで「もうこれくらいの量で十分だ」と感じるようになるわけです。

でも、じつはこれが悪循環の始まりなのです。それというのも、糖尿病の人は以前から「食事量を減らしなさい」「カロリーを減らしなさい」といった指導を受けてきているため、「私は糖尿病なんだから、食べる量は少なければ少ないほどいいんだ」とばかりに食事量を大幅に減らしてしまうケースが後を絶ちません。

実際、こうした**高齢の糖尿病患者の食事をチェックすると、1日に必要な摂取カロリー（この人であれば1400kcal）にさえだいぶ届いていない人がかなりの数いる**のだそうです。それなのに食事制限をすると、衰えや老化が一気に加速してしまうことになります。

食事量が低下すると、体を動かすためのカロリーや筋肉を維持する材料となるたんぱく質が不足しがちになり、低栄養の状態となります。低栄養になると、わたしたちの体は自らの筋肉を分解して不足エネルギーを補おうとするため、筋肉量がてきめんに減少してしまうことになります。筋肉量が落ちるとともに体重が減ってくる場合も少なくありません。

さらに、筋肉量が減ると運動機能も低下して、よろけたり転んだりすることが多くなり、骨折リスクが高まります。また、筋肉量が減ると少し動いただけで疲れてしまうようになり、外に出るのが億劫になって家にこもることが多くなります。家から出なくなると、いっそう筋肉が落ちて運動機能低下が進み、食欲や食事量もいっそう落ちて体重減少が進み、どんどん体の衰えが進んでいってしまう。

やがて、歩行などの日常の動作も困難になってきて、転倒骨折をして入院したり、要介護や寝たきりになったり、認知症が進んでしまったり……。このように**食事量の低下や低栄養を放っていると、あれよあれよという間に人としての機能が低下し、体が衰弱していってしまいかねない**わけです。

ご存じの方も多いと思いますが、筋肉量が落ち、自立した生活を送るための心身機能が低下して、寝たきり一歩手前のような状態にまで衰弱してしまうことを「フレイル」と呼びます。

私は、**高齢になったら、何よりも優先して防がなくてはいけないのはフレイル**だと考えています。そして、フレイルを防いでいくためには、たとえ糖尿病であろうとも、日々しっかり食べて栄養を確保していかなくてはならないのです。

とにかく、**「私は糖尿病だから、あまり食べないほうがいいんだ」なんて考えていたら、どんどんフレイルの悪循環にハマっていってしまう**でしょう。だから、高齢になったら頭の中の健康常識を書き換えて、「たくさん食べる生活」「好きなものをモリモリ食べる生活」へとシフトチェンジを図らなくてはなりません。高齢者がフレイルを防いで健康長寿を実現していくには、そのシフトチェンジが絶対に不可欠だと言っていいでしょう。

13

「これを食べたら
血糖値が上がっちゃう……」
なんてことは、
もう気にしなくていい

「フレイルの怖さはよく分かったけど、和田さんが言うように何でも好きなものを食べるような生活をしていたら、たちまち血糖値が上がってしまうのでは？」

おそらく、そんな心配をされている方も多いのではないかと思います。

でも、私はそんな心配は無用だと考えています。

そもそも、前の章で述べたように、血糖値は高めの値でキープするほうがいいもの。しょっちゅう500mg／dℓを超えるなど、あまりに高すぎるのはいけませんが、**高齢者は正常域を多少オーバーしたくらいのことで大騒ぎすることはありません。多少高めの値で維持していくほうが、低血糖の不安が解消できて、かえって安心**というものです。

また、血糖値を高めのままにしていたら動脈硬化が進んでしまうという指摘もあるかもしれませんが、高齢者の場合はその心配も無用です。これも先述しましたが、高齢者の多くはすでに動脈硬化が進んでしまっていて、予防をがんばったところでもうたいした効果は期待できないのです。それに、動脈硬化予防の手を打つのであれば、定期的に心臓ドックや脳ドックを受けるほうがずっと理にかなっています。

そして、このように考えていくと、高齢者が血糖値に神経質になる必要はほとんどなくなってくるし、日々の食事で我慢や摂生をする必要もほとんどなくなってくるのです。

はっきり言いましょう。

高齢のみなさんは**「これを食べたら血糖値が上がっちゃうんじゃ**

ないか……」なんていうことはもう気にしなくていい。食事制限やカロリー制限はもう卒業。白いごはんや甘いケーキをたらふく食べてもおとがめなしです。

むしろ、カロリーの高いごはんやたんぱく質豊富な肉などをしっかり食べて、筋肉や体重を減らさないように心がけていくべきです。前の項目でも述べたように、糖尿病よりも怖ろしいのは食事量低下や低栄養によるフレイル。高齢者は老後の人生を悲惨なものにしたくないなら、何よりもフレイルを防ぐことに尽力していかなくてはなりません。

だから、もう血糖値のことはそれほど気にしなくていい。糖尿病や動脈硬化のことは全部後回しにして構わないから、とにかく「毎日しっかり食べること」に全力を注ぐようにしていくべきなのです。

ちなみに、日本糖尿病学会も2016年のガイドラインに改定を加え、身体機能に衰えが目立ち始めた高齢者に関しては「十分なたんぱく質を摂ること、比較的多めにエネルギー摂取をすることが望ましい」と記しています。これは、高齢の糖尿病患者の食事量があまりに少なく、栄養が足りていない状況に対応したもの。要するに、学会も低栄養からフレイルになっていく高齢者が増加している状況に危機感を抱き、ようやく「ちゃんと食べろ！」という方向へ方針転換を図ったというわけです。

もっとも、あまり勉強をしていない地方の診療所などには、こういった学会のお触れが出ていることも知らず、高齢の糖尿病患者に対しても厳しいカロリー制限を勧めているようなドクターがたくさんいます。

運悪くそういう医者にかかったら、食べるべき食事を我慢させられ、低血糖を起こす確率も上がって、みすみす衰えや老化を進ませてしまうことになりかねません。先にも述べましたが、こういった医者から身を守るには、医者を信用しすぎず、自分の体は自分で守るという意識を持つことが必要でしょう。

とにかく、高齢になって体力の衰えを自覚するようになってきたら、もう躊躇《ちゅうちょ》していてはいけません。**医者が何と言おうとも「毎日しっかり食べる『フレイル予防モード』」へとシフトすべき**。なかには、これまでずっと厳しい食事制限やカロリー制限に耐えてがんばってきた人もいるかもしれません。でも、そういう人も、**高齢になったらすべての制限を解除して、食の考え方を180度切り替えて、好きなものを好きに食べる生活へと移行したほうがいい**のです。

14

高齢者の糖質制限は、
寿命を縮める
危険な落とし穴がいっぱい！
もちろんダイエットも
やっちゃダメ！

昨今、「糖質制限」が流行っています。ごはんやパン、麺類、甘いものなどの糖質の摂取を減らす食事療法ですね。

糖質制限を行なうと、ブドウ糖摂取が減って血糖値が上がりにくくなります。また、中性脂肪の蓄積が抑えられ、効率よく体重を減らすこともできます。このため、血糖値が気になる人たちや手軽にダイエットをしたい人たちを中心に人気となったわけです。もしかしたら、みなさんの中にもトライしたことのある方がいらっしゃるかもしれません。

しかし、**高齢者、とくに糖尿病持ちの高齢者には、糖質制限は到底おすすめできません**。若い人や中年世代ならば健康にプラスにもなるでしょうが、高齢になった人たちにとってはむしろマイナス面のほうが大きい。高齢者が安易に糖質を制限したりすると、かえって寿命を縮めることにつながりかねないと知っておくべきでしょう。

では、高齢者の糖質制限がNGの理由は何なのか。

理由のひとつは、**より低血糖になりやすくなるから**です。そもそも、高齢になって代謝が落ちてくると、糖の利用効率が下がり、脳や体にスムーズに栄養が回りにくくなります。そういうときに糖質摂取が抑えられてしまえば、いっそう脳や体に血糖が届きにくくなってしまいますよね。

それに、人間には糖が入ってこないときに脂肪をエネルギーとして利用するシステムも存在しているのですが、歳をとると、この「脂肪をエネルギーに変換して利用する力」も落ちてくることになります。このため、高齢になって以降、糖質が少ししか入ってこなくなると、脳や体がわりと簡単に飢餓状態に陥ってしまい、高確率で低血糖を起こしやすくなるのです。

とりわけ、**糖尿病がある高齢者は血糖値が上下に動きやすく、より低血糖になるリスクが高いので、糖質制限は厳禁**と思っておくほうがいいでしょう。

また、理由のもうひとつは**「体重減少のリスク」**です。

先にも述べたように、高齢者がフレイルを防ぐためにいちばん避けなくてはならないのは低栄養や食事量低下によって体重や筋肉を減らしてしまうことです。

ところが、糖質制限をはじめとした多くのダイエットでは、摂取カロリーや食事量を減らすことで体重を落とそうとします。しかも、体脂肪だけが落ちていればまだいいのですが、たいていの場合、体重減少とともに減っているのは体脂肪ではなく筋肉です。必要なカロリーが不足すると、体は脂肪よりも筋肉のほうを優先的に分解しようとするんですね。

とにかく、こういった体重減少や筋肉減少は、高齢者の老化や衰えを一気に加速させる大きな原因となります。**高齢者が体重や筋肉を減らしてしまうのは、言わば、フレイルにつながる一方通行のレールに乗せられるようなもの。**それくらい危険極まりないことなのです。ですから、高齢者は糖質制限なんて絶対にやってはダメ。もちろん糖質制限だけでなく、体重を落とすダイエットはみんなNGだと心得てください。

そして、糖質に関しては、低血糖や体重減のリスクを防ぐためにも、普段からちょっと多めに摂取するように心がけていくべきだと思います。

糖質は、人間の脳と体に欠かせないエネルギーです。たんぱく質や脂肪のように体の材料になることはないのですが、その代わりに、脳や体に即効的に元気や活力をもたらしてくれます。患者さんにブドウ糖の点滴や注射をするとたちまち元気になることからも分かるように、**人間の心身は、十分な糖質が入ることによって頭が冴えわたったり体が活発に動いたりするようにできている**のです。

だから、糖尿病だろうが血糖値が高かろうが、糖質を減らしてはいけません。**とくに脳や体の働きが落ち気味になってきた高齢者の場合、頭や体をしっかり稼働させるためにも「糖をちゃんと摂ること」が非常に大事**なのです。みなさんも残りの人生で脳と体を守り続けていきたいなら、多めの糖質摂取を心がけていくべきでしょう。

15

高齢になったら、
「摂生」「我慢」「少食」
「粗食」は絶対にNG！
ごはんでも甘いものでも
自分が食べたいものを
好きに食べるのが正解！

世の中にはいろんな人がいて、なかには食べたいものを我慢したり食べる量を抑えたりするような「ストイックな行動」をとるのが好きな人もいます。

たとえば、「歳をとったら食事は粗食にするほうがいい」とか、「年寄りは歳相応の少ない食事量でいいんだ」とか、「高齢になったら食事は一汁一菜で十分だ」とか——そんなことを言っているお年寄りもたまにいますよね。

しかし、こういった「粗食」や「少食」「一汁一菜」を習慣にしていたら早死にするだけ。現在70歳以上の人には、我慢や摂生を美徳のように考えている人も多いのですが、そういう価値観は健康には何のプラスにもなりません。逆に、自分で自分の首を絞めているようなものと思ったほうがいいでしょう。

私は、**高齢者の健康にとって、我慢や摂生ほど害悪なものはない**と考えています。

我慢して苦手な人とつき合ったり、我慢して嫌な仕事をやったりするのも大きなストレスになりますが、やはりいちばん気をつけるべきは食事面での我慢や摂生です。食べたいものを我慢したり食べる量を無理に抑えたりする行為は、高齢者の栄養状態をじわじわと悪化させ、老化や衰えをじわじわと進ませて、体を弱らせていってしまいます。

それに、そもそも**人間は歳をとると、「余っていることの害」よりも「足りないことの害」が大きくなってくる**ものなのです。若いうちは、栄養過剰だったり、エネルギー摂取が多すぎたり、肥満で体重が重すぎたりして、どちらかというと「余っていることの害」の問題のほうが大きい傾向があります。そのため、若いうちや中年の時期は、カロリー摂取を控えたり、食べすぎに注意したり、体重を落としたりして、否応なく我慢や摂生を心がけなきゃいけない状況となるわけですね。

しかし、**歳をとって高齢になると傾向が逆転して、栄養が不足したり、エネルギーが不足したり、体重が不足したりと、「足りないことの害」のほうを心配しなくてはならなくなる**のです。

そして、そうした不足分を補っていくには、どんどん栄養を摂り、しっかりエネルギーを確保して、体重や筋肉を守っていかなくてはならない。すなわち、我慢や摂生とはきっぱり別れを告げて、自分が食べたいものを好きに食べるような方向へとシフトチェンジを図らなければならないわけです。

だから、ぜひみなさんも食べたいものを好きに食べる方向へ方針転換を図ってください。

たぶん、糖尿病を抱えている人は、これまでごはんの量を少なくしたり甘いものを食べないようにしたりと、自分にさまざまな制約を課してきたことでしょう。でも、**高齢になったら「自分を縛ってきた制約の縄」をすべてほどいてしまってOK**です。

ごはんをお代わりしたって構いませんし、回転寿司店でお皿をたくさん積み上げても構わないし、おいしいラーメン店をハシゴしても構いません。チョコやおまんじゅう、おせんべいを間食しても構わないし、デザートのケーキを複数注文したって構いません。そういうふうに、「我慢や摂生がいらない世界」「何でも自由に食べられる世界」を思い切り謳歌《おうか》するようにしましょう。

なお、一応念のために言っておくと、これは別に「暴飲暴食をしろ」と勧めているわけではありません。暴飲暴食をする高齢者は少ないとは思いますが、おにぎりを何十個も食べるとか、ピザを5枚以上も食べるとか、パフェやケーキの食べ放題で満腹になるまで食べるとか、そんな極端な食べ方をするのはやはり慎むべきでしょう。とくに糖尿病の人は、あまり極端な食べ方をすると血糖値が乱高下してしまう可能性があるので、あくまで常識的範囲の中で食べたいものを食べるようにすべきだと思います。

とにかく、「食べること」は人間にとってかけがえのない楽しみなのですから、高齢者はその「楽しみ」を十二分に満喫するほうがいい。それはある意味、**栄養やエネルギーが不足気味になる高齢期にのみ許される〝最高にぜいたくな特権〟**なのではないでしょうか。

16

歳をとってからこそ
肉をしっかり食べるべき。
そうすれば
血管も強く丈夫になるし、
フレイルも防げる！

日本人には、高齢になるにつれ肉を敬遠するようになる人が少なくありません。

これには、日本人が欧米人に比べて胃が弱いのも多少関係しているのかもしれません。それに、脂っこい肉は胃の中に長く留まり、消化するのに時間がかかります。胃の消化機能は加齢とともに徐々に低下してくるので、歳をとるとどうしても胃もたれを感じることが多くなるのです。

しかし、それくらいのことで**肉を遠ざけてしまってはダメ**です。胃が弱い人は、胃薬という強い味方があるので、それを使って40代50代の若いうちから肉や天ぷらなどをたくさん食べて胃を脂っこいものに慣らしておくといいでしょう。若いうちからそうやって胃を鍛えていれば、歳をとってからでもがっつり肉を食べられることでしょう。

肉は人間のパワーと活力の源泉です。私は、**人は歳をとってからこそ、肉をしっかり食べるべき**だと考えています。

たとえ血糖値、血圧値、コレステロール値が高かろうとも、たとえ動脈硬化の進行が心配だろうとも、高齢者は毎日積極的に肉を食べるべき。それを実践するかしないかで、健康寿命に大きな差がつくと言ってもいいでしょう。

高齢者に肉食がおすすめの理由はたくさんありますが、そのひとつは血管を強く太くしてくれるからです。

みなさんは**昭和の昔に比べて脳卒中が激減したのは、肉食が増えて血管が丈夫になったから**だということをご存じでしょうか。昔の日本人はたんぱく質が不足していて血管がもろく、血圧150程度でも血管が破れて脳出血を起こしていました。しかし、高度経済成長以降、肉などのたんぱく質摂取が急速に増え、血管壁をつくる材料となるコレステロールの摂取も増えて、血管が丈夫になったのです。現代日本人の脳の血管は（脳動脈瘤がある場合を除き）血圧が200くらいあっても破れはしません。

先にも述べたように、高齢者の場合はすでに動脈硬化が進行してしまっているので、いまさら血圧値、血糖値、コレステロール値などを改善させたところでたいした予防効果は上げられません。だから、それよりも**日々肉をしっかり食べて、たんぱく質や脂肪、コレステロールなどをふんだんに摂り入れて血管壁を丈夫にすることを考えたほうがいい**のです。

それに、肉食はフレイルを防ぐことにもつながります。

みなさんご存じのように、肉のたんぱく質は筋肉をつくる材料です。わたしたちの体は栄養が不足すると、自らの筋肉を分解してたんぱく質を補おうとします。すると、筋肉量低下や体重低下が進み、フレイルのリスクが一気に高まってしまうわけです。

一方、日々肉をしっかり食べてたんぱく質を確保していれば、筋肉や体重を確実に維持することができ、フレイルを防いでいくことができます。決して大げさではなく、**肉をちゃんと食べているかいないかが、フレイルになるかどうかの明暗を分ける**と言ってもいいでしょう。

さらに、肉食は高齢者の心の健康を維持することにもつながります。わたしたちが**日々の意欲や活力をキープするには、男性ホルモンや脳内物質のセロトニンの分泌が必要なのですが、じつはこの両者を生み出すには肉食が欠かせない**のです。肉に豊富に含まれるコレステロールは男性ホルモンをつくる材料になりますし、肉に豊富なアミノ酸のトリプトファンは、脳内ホルモンのセロトニンをつくる材料になります。

つまり、肉は心の元気の材料のようなもの。高齢者には、血圧を下げる薬や血糖値を下げる薬の影響もあって、意欲や活力をだいぶ低下させてしまっている人が多いのですが、そういう人こそ肉をしっかり食べて心の元気回復に努めるべきでしょう。

このように**肉食は、高齢者が「動ける体」や「元気な心」をキープしていくのに不可欠**なのです。実際、肉をよく食べている高齢者の多くはバイタリティーにあふれ、長生きをしています。ぜひみなさんも、肉を食べて心身ともに高いバイタリティーを維持しながら長生きをするようにしていきましょう。

17

高齢者が守るべきは「筋肉」と「体重」。そのためにも高カロリー、高たんぱく質で多くの品目数を摂ろう

先にも述べたように、私は重度の糖尿病です。いまは血糖値を300mg／dℓくらいでコントロールしていますが、かつては血糖値が660あったこともありました。

しかし、それでも私は、ラーメンをすすり、肉を食べ、ワインを飲み、好きなものを好きなように食べています。食事上の制限はまったくなし。そんな食生活を続けていても、いまのところは体に何の問題もありません。

まあ、まだ人体実験を継続している段階なので、こういった食事の摂り方をみなさんにマネしろとは言いません。ただ、ひとつの例として、「これくらい好き勝手に食べていても別に平気なんだ」ということは、頭に入れておいていただいてもいいのかなと思います。

「これまで守ってきた食生活を大きく変える」のはけっこう勇気がい

ることだと思うので、ぜひみなさんが踏ん切りをつける際の参考材料にでもしてみてください。

とにかく、高齢になったら、糖尿があろうとなかろうと、これまでの食生活に踏ん切りをつけて、「毎日しっかり食べる生活」へとシフトチェンジしなくてはなりません。**フレイルを防ぐには、日々たっぷりの栄養を摂って筋肉や体重を守っていくことこそが最優先課題。この先、健康長寿を実現したいなら、高齢者はもう「しっかり食べる道」を進むしかない**のです。

もっとも、「しっかり食べろ」だけではだいぶアバウトで不親切のような気もするので、ここでもうちょっと具体的なアドバイスをしておくことにしましょう。

私は、高齢者が日々しっかり食べるために大切にすべきは、**「カロリー、たんぱく質、品目数」**の3つだと考えています。つまり、「カロリーが高いものを食べる」「肉などのたんぱく質が多いものを食べる」「食べる品目数を多くする」の3点を守って食べるようにしていくといいのです。

まず、食事での摂取カロリーが足りないと、体が自身の筋肉を分解しようとするシステムが働きやすいので、カロリーをしっかり確保することが大事です。カロリーは人間が活動するための基本エネルギーですので、とくに高齢者は毎食たっぷりのカロリーを摂ることを心がけてください。

また、筋肉や体重を守っていくには、たんぱく質をしっかり摂取することも不可欠です。肉を中心として、魚や卵、乳製品などを毎食欠かさず食べるようにしてください。とくに肉は1日3食のうち必ず1食は食べることをおすすめします。前の項目で述べたように、肉は「動ける体」や「元気な心」の維持に欠かせません。高齢の方々は「肉を食べていないと体も心もどんどん弱ってしまう」というくらいのつもりで食べるようにするといいでしょう。

さらに、食べる際の品目数を多くすることも大切です。

品目数が多ければ多いほど、さまざまな食材から多様な栄養を摂取できます。ビタミンやミネラル、補酵素などの微量な栄養も自然に摂取できることでしょう。**栄養は、歳をとればとるほど「足りないもの」がないようにしていくことが重要**です。ぜひ、意識的に品目数を多くして、いろんな食材からいろんな栄養を補うようにしてください。

ラーメンやピザ、コンビニ弁当は高齢者におすすめの健康フード

では、カロリーやたんぱく質をたっぷり摂れて、品目数も多いメニューをここでいくつか挙げておきましょう。

▼鍋物・豚汁・けんちん汁

寄せ鍋、ちゃんこ鍋などの鍋物は、カロリーやたんぱく質も摂れるし、品目数も問題ありません。同様に、豚汁やけんちん汁などもおすすめ。寒い季節は食卓への登板数を多くするといいでしょう。

▼中華料理

中華系のメニューはどれも脂を多く使っていてカロリー高め。肉などのたんぱく質も多く使われています。お店では点心や小皿料理

をいろいろ注文すれば、品目数の点でもカンペキです。

▼ミックスピザ

チーズがたっぷりかかっているピザは、高カロリー高たんぱくです。とくにミックスピザは多くの具材がトッピングされていて品目数の点でも優秀。宅配で注文すればらくちんですし、たいへん高齢者向きなのではないでしょうか。

▼ラーメン

健康によくないイメージを持つ人も多いですが、高カロリーのラーメンは高齢者におすすめです。たんぱく質は少なめですが、お店ではチャーシューや餃子、味卵などを一緒に頼めば問題ないでしょう。それに、いまのラーメンは凝《こ》っていて、スープの出汁《だし》に30品目くらいの食材が使用されていることが少なくありません。スープを全部飲み干したとしても、まったくノー・プロブレムです。

▼コンビニ弁当

コンビニやスーパーで売っているお弁当は、だいたいカロリーが高めで、肉などのたんぱく質もたっぷり入っています。とくに幕の内弁当は、品目数も多くて理想的と言っていいでしょう。味が濃くて食欲をそそるものが多いので、ぜひ積極的に利用してみてはいかがでしょうか。

▼揚げ物などのスーパーのお惣菜

スーパーのお惣菜コーナーには、いつもおいしそうなものが並んでいますよね。フライ、天ぷら、焼き鳥、餃子……どれもカロリーが高く、たんぱく質たっぷりです。料理を作るのが面倒なときは、こういったお惣菜を何品も買って組み合わせて食べるのもいいのではないでしょうか。

たぶん、これらのおすすめメニューを意外に感じた方もいらっしゃるでしょう。とくに、ラーメン、ピザ、コンビニ弁当などは、これまで食べるのを控えてきた人も多いかもしれません。

しかし、**「しっかり食べる生活」へのシフトチェンジを図る高齢者は、これまで摂るのを控えてきたような高カロリーフードを積極的に食べるようにしていくくらいのほうがいい**のです。

ぜひみなさんも「食べたい」という欲求を素直に解放して、高カロリー高たんぱくの料理をどんどん食べるようにしてみてください。**もう我慢も摂生も必要ないのです**。さあ、つまらない食の制限はすべて捨て去って、おおらかに食事を楽しむようにしていきましょう。

第3章

運動はウォーキングとスクワットだけでいい

薬でコントロールするよりも
運動でコントロールしよう

18

ウォーキングと
スクワットを日課にしたら、
660もあった血糖値が
みるみる下がって安定した

この章では、運動の話をしましょう。

血糖値が660mg／dℓもあることが判明して、重症の糖尿病の診断を受けた頃、私はまったく何の運動もしていませんでした。

当時は、日々の診療だけでなく、本の執筆や映画撮影の準備などの活動に多忙を極めていて、何か用事があればどこへ行くのにも車を使っていました。最寄りの駅に行くのはもちろん、近くのスーパーに行くのも車。歩く機会はほとんどなく、**1日に5分も歩かないような生活**をずっと続けていたのです。

しかも、朝から晩まで仕事漬けで、夕飯にありつくのはいつも夜の10時頃。ワインを飲み、うまい料理を食べ、おなかが一杯になったらあとはもう寝てしまう日々。つまり、「毎日仕事漬け」「ろくに歩かない生活」「夜遅い食事」「酒飲んで食べてすぐ寝てしまう生活」

——こういう暮らしをずっと続けてきたツケが「血糖値660」という数字に表われてしまったわけですね。

血糖値660という数字を突きつけられて、さすがの私も**「これは何かを変えなきゃいけないな」**と考えました。でも、診療や執筆活動は減らせないし、おいしい料理やワインもやめられない……じゃあ、日々の生活の何を変えようかとなったときに行き着いたのが「運動をすること」だったのです。

そして、ものは試しとばかりに、私はウォーキングとスクワットを始めることにしました。ウォーキングといってもほんの20分か30分歩くだけ。スクワットといってもほんの1分程度腰を上げ下げするだけ。本当に、運動をちゃんとやって汗をかいている方々から見れば、「運動」のうちに入らないくらいのごく簡単なものです。私も最初は「これくらいの軽い運動でも、まったくやらないよりはやったほうがマシだよな」くらいのイージーさでスタートをしたのでした。

ところが――

この運動が驚くべき効果を発揮したのです。

簡単なウォーキングとスクワットを日課にするようになってから、660あった私の血糖値はみるみる下がり、なんと200台まで下がったのです。この効果には、私自身びっくりしました。

たぶん、それまでがまったく歩きもしないような超ド級の運動不足生活だったので、ごく軽い運動をしただけでも大きな効果につながったのかもしれません。

ともあれ、それ以降、私の血糖値は200台後半~300くらいで安定するようになりました。これ以上値を下げてしまうと、逆に低血糖が心配になってくるので、私は「もうこれ以上下げる必要はないな」と判断。そして、ウォーキングとスクワットは引き続き行ないつつ、朝の血糖値が300を超えたときのみ薬を飲んで、血糖値をコントロールするようになったのです。

私は、正直言って、軽い運動がこんなにも血糖値に効果を発揮するなんて思っていませんでした。運動の効果を少々軽く見ていた面もあります。でも、その運動によって私がだいぶ助けられたのは事実です。私の場合、「ものすごく高かった数値」を「高めの数値」に戻しただけであり、ハナから正常値まで下げようなんて思っていいなかったことも、かえってよかったのでしょう。

とにかく、このように運動に血糖値を下げたり安定させたりする効果があるのであれば、**血糖値は薬でコントロールするよりも運動でコントロールするほうがだいぶ低リスクで健康的**ということになりますよね。血糖値が下がるときも、運動であれば、薬に比べ、体に無理をかけず自然な下がり方をすることでしょう。それに、運動であれば下がりすぎにも自然にストップがかかるでしょうから、低血糖リスクも薬より少なく抑えられるはずです。

私が得られたような血糖値への効果が万人に等しく得られるものなのかどうかは分かりません。でも、**血糖値が多少高いくらいであれば、薬に頼る前に、運動を試してみる価値は十分にある**のではないでしょうか。

19

糖尿病は「筋肉減少病」。
だから、スクワットで
下半身の大きな筋肉を
刺激するといい！

私が行なっているスクワットがどんなものか、簡単に紹介しておきましょう(160ページのイラスト参照)。

❶背すじを伸ばし、両足を肩幅よりやや広くして立ちます。

❷両腕を前へ伸ばし、5秒かけてゆっくりと腰を落とします。

❸太ももと床が平行になったところで動きを止め、その姿勢を2秒間キープします。

❹その後、反動をつけずに元の姿勢に戻ります。

❺①~④を10回ほど繰り返します。

たったこれだけです。**10回やってもほんの1分くらい**でできてしまいます。

スクワットで下半身の筋肉を刺激しよう！

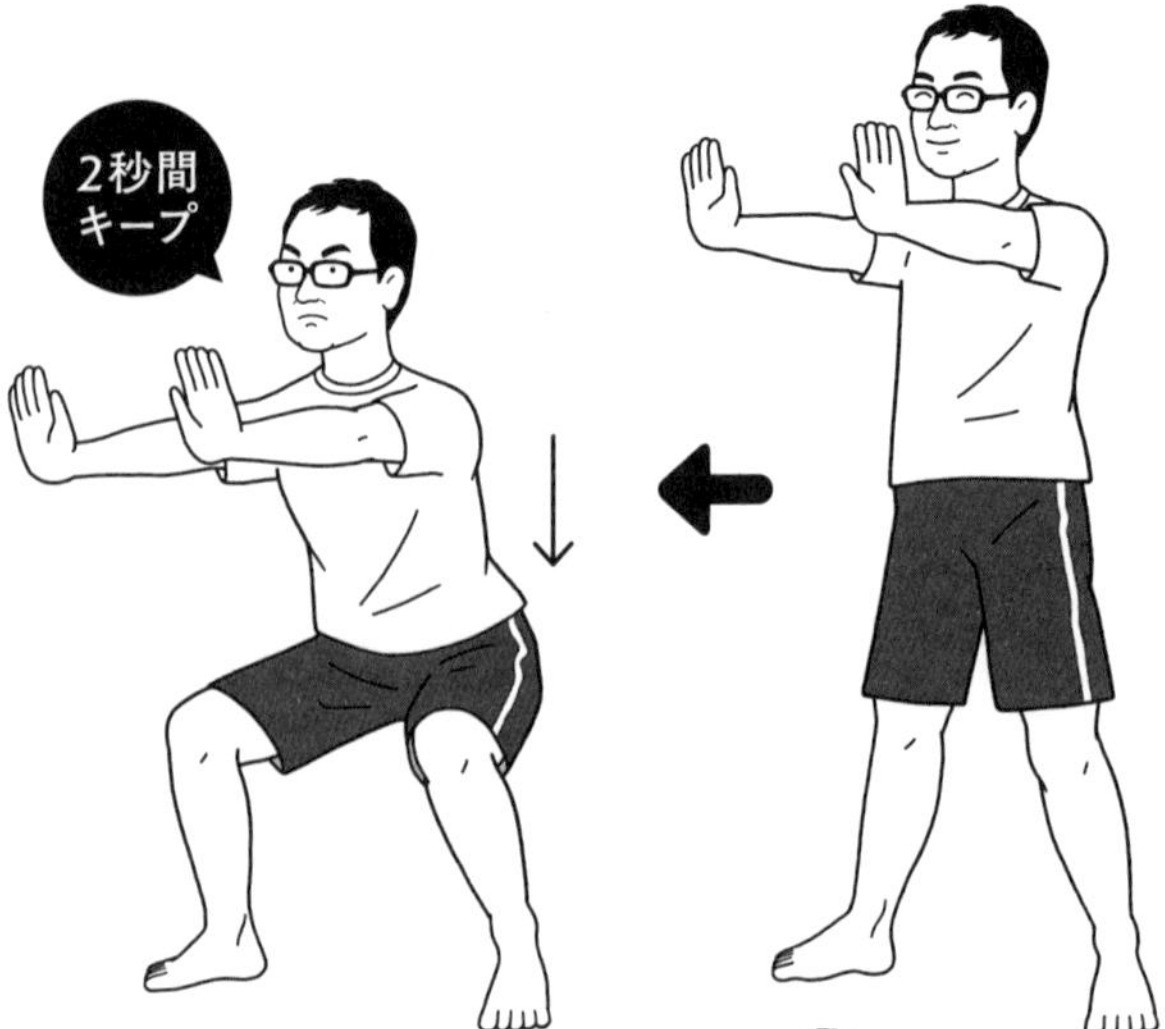
2秒間
キープ

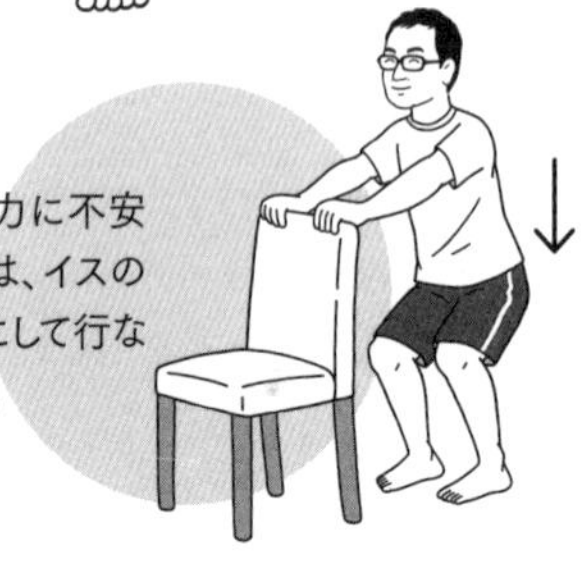
足腰の筋力に不安
のある人は、イスの
背を支えにして行な
いましょう。

参考文献：『血糖値がみるみる下がる！7秒スクワット』（宇佐見啓治 著　文響社）

このスクワットは、誰にでもできるシンプルな運動です。もっとも、高齢者には足腰の筋力が落ちている人も多いので、そういう方は転倒しないようにイスの背などを両手でつかみながら腰を上げ下げしていくといいと思います。また、ひざ痛や腰痛をお持ちの方は運動によって症状を増強させてしまう可能性もあるので、あまり無理をしないほうがいいでしょう。

ともあれ、私にはこの簡単なスクワットが血糖値を安定させるのにたいへん有効でした。ここでちょっと、「なぜ効いたのか」を私なりに分析してみましょう。

そもそも、**糖尿病とは、「筋肉減少病」**のような側面があります。筋肉は体の中でいちばんエネルギーを消費してくれる臓器。血糖からすれば「大口のお得意様」であり、筋肉が多ければ血糖がたくさん使われて、筋肉が少なくなれば血糖があまり使われないということになります。

ところが、歳をとると、筋肉量はじわじわと減ってきます。とりわけ高齢になると減少スピードが加速して、**70代になると太ももの筋肉量が20代の頃の半分程度に減ってしまう**とも言われています。

するとどうなるか——筋肉量が減るということは、血糖を消費してくれる大口のお得意様が減るということ。つまり、高齢になると筋肉量が減少したことで体内に（消費されない）血糖が余るようになり、これによって血糖値が上がり糖尿病へとつながっていくわけです。

では、こうした「筋肉減少⬇血糖余り⬇糖尿病」という悪い流れを食い止めるにはどうすればいいのか。

そこで、スクワットの出番なのです。筋肉は高齢になっても運動刺激を加えることで太くなります。また、効率よく筋肉量を増やしたりキープしたりするには、**太ももやおなか、お尻回りなど「下半身の大きな筋肉」に刺激を加えるのがよい**とされています。

要するに、スクワットは、こうした「下半身の大きな筋肉」をたいへん効率よく刺激することのできる運動なのです。

男性ホルモンの分泌が低下すると、運動をしても筋肉がつきにくくなる……

このように、スクワットで日々筋肉に刺激を送っていると、筋肉減少の悪い流れにストップをかけられる。そして、それが結果的に血糖値を下げたり安定させたりするのにプラスに作用するようになっていくわけです。

なお、ひとつ補足をしておくと、筋肉量減少の原因は加齢や運動不足だけではありません。とくに**中年期以降の筋肉量減少には、男性ホルモンの低下が大きく影響**しています。

男性ホルモンのテストステロンは筋肉とたいへん密接な関係があり、運動で筋肉を増大させている人は男性ホルモンの分泌が多く、ろくに運動をせず筋肉が少ない人は男性ホルモンの分泌も少ない傾向があります。

しかも、中年期以降、男性ホルモンの分泌はじわじわと低下してくるのが普通であり、歳をとり男性ホルモンが減ってくると、たまに体を動かしたくらいでは筋肉がつきづらくなってくるのです。

つまり、高齢になってろくに運動をしないまま男性ホルモンが低下してくると、筋肉も減る一方となり、その筋肉量の減少が、高血糖や糖尿病に大きく影響してくることになる。だから、それを防ぐためにも、普段からスクワットなどの筋トレを行ない、筋肉量キープや男性ホルモンキープに努めていくといいわけです。

もっとも、**男性ホルモンは、ホルモン補充療法を受けることによって大幅アップを図ることもできます。**男性ホルモン補充療法を受ければ、筋肉もよりつきやすくなるので、運動をすることでより効率的に血糖値をコントロールできるようになるでしょう。

また、意欲、活力、性欲、性機能なども〝劇的〟というくらいによみがえってくるので、男性ホルモンが低下傾向の方々は検討する価値が十分にあるのではないかと思います。

20

ウォーキングは
1日20分～30分でもOK。
「まったく歩かない日」を
つくらないことが大事！

私が行なっているウォーキングについてもちょっと言及しておきましょう。

……といっても、私は別に本格的なウォーキングをしているわけではありません。昼や夜、ごはんを食べたり買ったりする店を探しながら**10分か15分間、「ついで歩き」をしているだけ**です。つまり、往復で20分か30分。それを昼と夜の両方行なえば、1日40分〜60分歩くということになります。

ただ、そうやって歩くときは、なるべく早歩きをするように心がけてはいます。もともと私は、せっかちな性格で歩くスピードが速いほうなので、早歩きはまったく苦になりません。ちょっと先の横断歩道の青信号が点滅し始めたようなときは、猛ダッシュをして渡り切ったりもします。

それと、私が気をつけているのは、**「まったく歩かない日」をつくらないようにすること**です。日によっては昼と夜のどちらかしか歩けないときもありますし、雨や風で歩けない日もありますが、歩ける日は必ず歩く。出張のときなども含め、最低でも1日に20分〜30分は歩くようにしています。

もっとも、私は、どう歩くかのスタイルは、あまりこだわらなくてもいいと考えています。**歩き方や歩く時間は人それぞれでいいし好き好きでいい**。近所をぶらぶら散歩するのでもいいし、公園のトラックをぐるぐる回るのでもいい。本格的ウェアやシューズをそろえて長い距離を歩くのでもいいでしょう。スタイルはどうあれ、高齢者にとっていちばん大事なのは、そのウォーキングを日々続けていくことです。

私は、高齢のみなさんには、**必ず1日1回は外出して歩く**ようおすすめしています。高齢者は家から外に出なくなると、確実に筋肉や体力が落ちて運動機能が低下してしまいます。若者なら半年や1年引きこもっていてもたいして筋肉が落ちないのですが、**高齢になるとたった1週間引きこもっていた程度で筋肉がごっそりと落ちてしまうことが多い**のです。

コロナ禍で外出が制限されていたときも、引きこもっていたせいで筋肉を減らし、足腰を弱らせてしまうお年寄りが続出しました。本当に、あの期間中に転倒骨折で入院したり、フレイルや寝たきりになったりしたお年寄りは数えきれません。

だから、高齢者は1日1回は外に出て歩くべき。もちろん、大雨、台風、酷寒、酷暑のときや体調が悪いときは無理に出なくてもいいですが、日々外に出て歩くことを習慣にしていれば、それだけで衰えを防ぐのに大いに役立つはずです。

なお、この先、ウォーキングを長く続けていくためには、あまりハードルを上げすぎず、日常生活の延長上で日々コンスタントに歩くようにするのがおすすめです。犬の散歩で歩くのでもいいし、遠めのスーパーに歩いて行くのでもいい。**なるべく「毎日の生活で否応なくやらなくてはならないこと」と組み合わせて歩く**ようにするのがいいと思います。

ちなみに、私は若い頃アメリカに留学していたことがあって、その当時、巨大なショッピングモールの中を健康のために歩いているお年寄りを数多く見かけました。最近は日本にも大型のショッピングセンターが増えてきたので、ああいうところを歩くのを習慣づけるのもいいのではないでしょうか。

ショッピングセンターであれば、平日はかなり空いていますし、雨風や暑さ寒さの影響を受けることもなく、広々とした通路を気持ちよく歩けます。それに、ショッピングセンターは脳を刺激する材料にも事欠きません。買い物をするのでもいいし、フードコートで休憩をしたりイベントを覗いてみたりしてもいい。たぶん、センター内をぶらぶらしているうちにいつの間にかかなりの歩数を歩くことになるのではないでしょうか。

とにかく、短い時間でも構わないから、日々外に出て歩き続けていくこと。ぜひみなさんも、残りの人生、自分なりに工夫をしながら、長く歩き続けていくようにしてください。

21

テレビの前で「座りっぱなし」のだらだら視聴がいちばんいけない！

いまの70代、80代は人生前半がテレビの普及時代と重なる「テレビ世代」です。テレビへの信頼度や依存度が高く、1日中テレビをつけっぱなしにして、なんとなく見続けているような人が少なくありません。

みなさんの場合はどうでしょう。朝から晩までリビングのテレビをつけっぱなしにして、長い時間座ったり寝転がったりしながらテレビの前でゴロゴロしてはいないでしょうか。

はっきり申し上げましょう。そういった習慣は高齢者をダメにする大きな原因のひとつ。**テレビを惰性でだらだらと見続けるような日々を送っていると、脳や体の老化が確実に進んでしまう**と思ったほうがいいでしょう。

まず、脳への影響について説明しましょう。「テレビを見続けているとバカになる」というのは私の持論なのですが、テレビをボーッと眺めているときの脳はほとんど働いていません。とりわけ、思考力、理解力、判断力などの前頭葉の機能が使われていない状態です。そして、そういった「脳がろくに使われない状態」を長く続けていると、**前頭葉をはじめとした脳機能が徐々に低下してしまう**ようになるのです。

高齢者の場合、もともと前頭葉が萎縮して機能低下が進みやすくなっていることが多いのですが、日々テレビをだらだら視聴するような無為な時間を費やしていると、前頭葉の機能低下がいっそう進んでしまいかねません。こうした**脳の老化を防ぐためにも、高齢のみなさんはテレビのスイッチを切って街に出て、外の世界に刺激を求めたほうがいい**と思います。

また、体にもたらされる影響も深刻です。

最近の研究では、1日8時間以上座っている人は、3時間未満の人に比べて死亡リスクが1・2倍上昇すると報告されています。「座りっぱなし」のことを医学界では「座位行動（セデンタリー・ビヘイビア）」と呼んでいるのですが、いま世界中の研究機関で「座位行動が長いほど寿命が短くなる」「座位行動が長い人は心疾患を起こすリスクが高くなる」といったレポートが立て続けに発表されているのです。

ですから、**1日中テレビの前で「座りっぱなし」でいるような人は、死亡リスクも病気罹患《りかん》リスクも寿命短縮のリスクも高くなると思ったほうがいい**でしょう。

それに、座りっぱなしのままテレビを見るという行動は、血糖値や糖尿病の面でもよくありません。

テレビを惰性で見ていると、「えっ、もうこんな時間なの!?」と驚くことがありませんか――それは「座りっぱなし」「寝転がりっぱなし」で、ろくに体を動かさない時間が長く続いたということであり、当然、運動不足になって筋肉量を落としてしまうリスクが高くなります。そして、筋肉量が低下すれば体内に血糖が余りやすくなって、高血糖になったり糖尿病が進んだりする可能性が高くなるというわけです。

だから、高齢のみなさんは十分気をつけなくてはなりません。もちろん、別にテレビを見ること自体は悪くありませんし、別にゴロゴロする時間があったっていいのです。要は、体をろくに動かさないまま、長時間だらだらとテレビを見るのは避けなさいということ。

テレビのスイッチを切って、外出をしたり家事をしたりして体を動かすのがいちばんですが、なかなかテレビから離れられない人は、ヨガや体操をしながら見るとか、マッサージチェアに座りながら見るなどの工夫をしてもいいかもしれません。

それに、**本当におもしろいと思って見られるテレビ番組は、けっこう少ないもの**です。おもしろい番組、興味のある番組だけを選んで、それらを録画したうえで時間に余裕があるときに視聴するような姿勢も必要ではないでしょうか。

とにかく、高齢のみなさんは、テレビのだらだら視聴が及ぼす害を一度真剣に考えて、見直してみるといいと思います。もしかしたら、それが自分の脳と体を長持ちさせることにつながるかもしれないのです。見直してみる価値は十分にあるのではないでしょうか。

22

「体を動かす気持ち」を
枯らさないことが、
高齢者にとっては
もっとも大切！

私が高齢の患者さんを診てきた経験で言うと、「毎日運動をしています」という人はまだまだ少数派で1～2割程度です。すなわち、高齢者の8～9割は「とくに運動はやっていない」という人で占められているのではないでしょうか。

もちろん、その8～9割の方々も「運動をしたほうがいい」ということは分かっています。医者から何度も口酸っぱく運動をすすめられているし、寝たきりや要介護を防ぐために足腰を鍛えておいたほうがいいことも重々承知しています。

しかし、**分かってはいても、いざとなると「なかなか体を動かそうとする気持ちが湧かない」という人が多い**のです。誰でも体がだるかったり気分がすぐれなかったりするときは、動くのが嫌になるものですが、とくに高齢者には「体を動かしたくても意欲や活力がついてこない」「起き上がったり歩いたりするのさえ億劫に感じる」という人が目立つんですね。

私は、こうした背景には血糖値や血圧、コレステロール値を下げる薬を使っていることが関係しているのではと推測しています。薬で血糖値を低い値まで下げていると、頭がぼんやりしたり体がだるくなったりして意欲や活力が低下する傾向が見られることは先にも述べました。また、血圧を下げる薬やコレステロール値を下げる薬を飲んでいても、頭や体の働きが鈍って意欲や活力が低下する傾向が見られます。

いまの高齢者にはこうした薬を常時使用している人がたいへん多いので、私はこれらの**薬による意欲・活力低下の副作用によって、体**

を動かす気力が萎えてしまっているのではないかと疑っているわけです。おそらく、みなさんの中にも心当たりのある方が多いのではないかと思います。

でも、こういった流れでみすみす「体を動かすこと」を遠ざけてしまっていいのでしょうか。

高齢者は普段から体を動かしていないと、どんどん動けなくなっていってしまうもの。フレイルを防ぐという点でも、血糖値を安定させるという点でも、やはり高齢者は運動を習慣にしていくことが大事です。

私は、**体を動かそうという気持ちを萎えさせないためにも、血糖値や血圧、コレステロール値を下げすぎないよう気をつけ、これらの値を「ちょい高め」にキープしていくほうがいい**と考えています。

高齢者の場合、これらの値を多少高めにキープしたとしても何ら問題はありません。

血糖や血圧、コレステロールは、いずれもわたしたちの心身に活力エネルギーをもたらす源泉のようなものです。これらの値を高めにして〝泉〟をこんこんと湧き出させていれば、「体を動かそう」という気持ちも自然に湧き出てきます。意欲や活力が低下することもなくなるでしょうし、体のだるさや気持ちの億劫さで体を動かすのを面倒がることもなくなるでしょう。

そして、きっと体を動かすことに対して積極的になり、フットワークも軽くなって、日々を前向きな気持ちでアクティブに生きていけるようになっていくのではないでしょうか。

それに、「体を動かす」と言っても、別にスポーツやジム通いなどの本格的な運動を始めろというわけではありません。

ハードルはもっともっと低くてOKです。たとえば、「1日に1回は外出しよう」「今日はお天気がいいから少し遠出してみよう」「新しくできたお店に歩いて行ってみよう」「明日はあそこまで足を延ばしてみよう」というように、〝もうちょっと体を動かしてみよう〟という前向きな気持ちが湧くようになれば、それだけでも十分ではないでしょうか。

とにかく、**高齢者にとっていちばん大切なのは、「体を動かす機会」を遠ざけないことであり、「体を動かそうという気持ち」を萎えさせないこと**です。

ほんの少しでもいいから、日々前向きな気持ちで体を動かす――そのモチベーションをこの先ずっと持ち続けられるかどうかで、みなさんの老後の健康は大きく変わってくると言っていいでしょう。

ぜひみなさんも、**「動こうとする気持ち」を枯らしてしまわない**ように気をつけつつ、日々体を動かして老いや衰えから自分を守っていくようにしてください。

第**4**章

血糖とうまくつき合って「本当の健康」をつかむ!

体の声を聴きながら
血糖値を
コントロールするコツ

23

血糖値の異常は
とても気づきにくいもの。
体の声に耳を澄ます
姿勢を大切にしよう！

血糖値が６６０㎎／dℓあったとき、私はその異常になかなか気づきませんでした。

「やたらにのどが渇くなあ」と思って知り合いの医者にチェックしてもらったところ、血糖値が６６０あることが判明したわけであり、おそらくだいぶ前から相当血糖値が高い状態が続いていて、それに気づかなかったのだろうと思われます。

高血糖は、もともと自覚症状に乏しく、気づきにくいものなのでしょう。私の場合も、運動や薬で血糖値を３００前後で安定させるようになって以降はのどの渇きも感じなくなり、それ以外の症状らしい症状もほとんどありません。

一方、低血糖のほうはどうでしょう。じつは、こちらも「低血糖発作に陥るまで」は気づきにくい傾向があるのです。

先にも述べたように、低血糖の場合、発作を起こすとさまざまな異常に見舞われます。意識朦朧《もうろう》、けいれん、呼吸困難、冷や汗……これらは生命が危機的状況に陥っているシグナルのようなものであり、もうこうなったら一刻を争う一大事です。

ただ、こういう**急な発作症状に見舞われるまでは、頭がぼんやりしたり体が重だるくなったりする程度の症状しか現われず、〝なんか変だな〟くらいにしか感じていないケースが多い**のです。

とくに低血糖発作をこれまで経験したことがなく、その怖ろしさをよく分かっていない人の場合、ぼんやりしたりだるくなったりするのを「低血糖のせい」と気づかずに、やり過ごしてしまっていることが少なくありません。

でも、これはたいへん怖いことです。**普段からぼんやりしたりだ**

るさを感じたりするのをやり過ごしていると、いつ低血糖発作に陥ったとしても不思議ではありません。

よくアドベンチャー映画などで、ゆるやかな川をいかだで下っていて、いきなり目の前に大きな瀧が現われて真っ逆さまに落ちていくといったシーンがありますが、低血糖ではあのような事態の急変がいつ起こってもおかしくないと思っておくべきでしょう。

もちろん、なかにはこういう怖ろしさが分かっている人もいます。そういう人は発作や発作一歩手前までいった経験があって、大きな瀧に落ちる怖さを知っているのです。だからそういう人は、常に角砂糖や氷砂糖、あめ玉などを持ち歩いています。そして、頭がボーッとしてきたり体がだるくなってきたりして〝これはまずいな〟〝低血糖発作が来そうだな〟と感じたときは、すかさず角砂糖やあめ玉を口に放り込んで事態の急変を防いでいるわけです。もっとも私は、角砂糖やあめ玉を持ち歩いて低血糖発作を防ぐくらいなら、普段から血糖値を高めにキープしておいて低血糖を防いでいく作戦をとるほうが、ずっと有効だしずっと安全だと思います。

ともあれ、高血糖にしても低血糖にしても、血糖値の異常サインは気づきにくい側面があります。

そして、だからこそ**糖尿病の人は、普段から自分の体の声に耳を澄まして早め早めに異常を察知するようにしていく必要がある**と思うのです。

先にも述べたように、糖尿病は「血糖値が動く病気」です。値が不安定で、高いなと思っていたら急に下がるようなこともある。それこそ、急流を下ることもあれば、流れがゆるやかなこともある、急に目の前に大きな瀧が現われることもあるわけで、糖尿病の人は常に不安定な川の状態に注意を配り、自分の体の状態に細かく目を配りながら危険を回避していく必要があるわけです。

とくに、糖尿病や血糖コントロールに関しては、医者の言うことがすべて正しいとは限りません。残念なことですが、医者の言うことを素直に聞いて従っていたらかえってマズい流れに巻き込まれてしまうようなことも十分あり得ます。

つまり、川下りのいかだの扱いを医者任せにしてしまうのにはリスクがあるということ。いまの時代、**血糖値が気になる人は、日々自分の体の声に耳を澄まし、川の流れに注意をしつつ、自分でいかだを操っていくくらいの自覚を持つべき**なのではないでしょうか。

24

2型糖尿病への
インスリン治療は、
低血糖に陥るリスクを
高めるから
気をつけたほうがいい！

インスリンは血糖値を下げる最強の薬です。きっと、みなさんの中にもインスリン注射によって日々血糖値をコントロールしている方が少なくないでしょう。

1型糖尿病の場合は、膵臓からインスリンが分泌されないため、インスリン注射による治療が絶対的に必要となります。

一方、2型糖尿病の多くは、膵臓からインスリンが分泌されているのに、それを受け取るレセプターのほうがうまく機能しない状態です。レセプターがバカになっていてインスリンをうまく受け取れないから、血糖値がなかなか下がらず高血糖状態が続いてしまうわけですね。そして、この2型糖尿病の場合は、インスリンによる治療だけでなく、さまざまなタイプの飲み薬によって血糖値を安定させていく治療が可能となっています。

もっとも、日本においては2型糖尿病でもインスリン治療が選択されるケースがけっこう多いようです。いったいどうして、2型なのにインスリン治療を勧める医者が多いのでしょうか。インスリンの血糖値を下げる力は強力ですから、患者の血糖値があまりに高く、早く効率的に数値を下げたい場合には、インスリン注射が選択されることが少なくありません。その選択は、インスリンを分泌する膵臓を休ませることにもつながります。実際、私も血糖値660mg／dlが発覚した当初はインスリン治療を勧められました(もちろん、その勧めは断りました)。

また、もし、担当する医者が「血糖値は厳格にコントロールして必ず正常域まで下げるべきだ」という古い考え方の持ち主であれば、やはり下げる力の強いインスリン治療が選択されるケースが多くなると考えられます。先にも述べたように、日本にはそういう「頭の固い厳格コントロール派」がいまだにかなり生き残っているというのが現状です（68ページ）。

それと、少々うがった見方ではありますが、**インスリン治療を選べば「管理料」が取れるという点も影響している**のかもしれません。いまは院外処方なので薬をいくら多く出したところで医者はまったく儲からないのですが、インスリンだけは特別扱いされていて、インスリン治療を選択すると「管理料」として多少の診療報酬が上乗せされる仕組みになっているのです。

最近は2型糖尿病向けの優れた飲み薬が数多く登場しています。なかにはレセプター機能を元気にするタイプの薬も出ていて、必ずしもインスリン治療を選ばなくてもいい状況になっています。しかしながら、こうした選択肢があるのにもかかわらず、日本ではいまだにインスリン治療にこだわる医者が少なくないのです。

いつも悩まされている不調やトラブルは、インスリン治療による低血糖のせいだった!?

なお私は、2型糖尿病の場合、インスリンによる治療はなるべく避けたほうがいいと考えています。また、2型糖尿病の患者に対してしつこくインスリン治療を勧めるような医者は、あまり信用しないほうがいいとも考えています。

なぜなら、**インスリンの血糖値を下げる力はたいへん強力であり、その分、低血糖に陥るリスクも高くなる**からです。

低血糖の怖さについてはこれまでにも繰り返し説明してきました。

おそらく、インスリンを使っている患者さんの中には、ついつい血糖値を下げすぎてしまい、自分でも気づかないうちに低血糖症状に悩まされている人も相当数いるのではないでしょうか。

たとえば、原因のよく分からない頭痛、めまい、胸痛、息切れ、意欲低下、倦怠感、うつ症状などにずっと悩まされていて、よく調べてみたら、それらはインスリンによる低血糖症状だった……その証拠に、インスリン治療をやめたら一連の症状がきれいに消えた——なんていうのもわりとよく聞く話です。

また、少しボケ始めたお年寄りがインスリン注射を間違えて多く打ってしまい、低血糖発作を起こして死にかけたとか、昼ごはんを抜いたのを忘れてインスリンを打ってしまい、低血糖発作を起こして道端で倒れてしまったとか、そういったトラブルもわりと頻繁に報告されています。

それに、たとえ低血糖の症状や発作には見舞われていないとしても、インスリンのように強い薬を注入すれば、血糖値の上がり下がりの振れ幅はぐっと大きくなります。先にも述べたように、糖尿病は血糖値が動く病気です。**血糖値の振れ幅が大きくなって、値が乱高下するようになれば、脳や体がこうむるダメージもかなり大きくなります**。実際、インスリン治療を行なうことによって、2型糖尿病がよけいに悪くなるという事例も報告されているのです。

もちろん、私は、インスリン治療そのものを否定しているわけではありません。1型糖尿病の人にはインスリン治療が必要不可欠ですし、2型糖尿病の人にもインスリン治療をするほうが向いているようなケースもあるでしょう。

しかし、いまの日本では、とても多くの2型糖尿病の患者さんに対してインスリン治療が行なわれています。そうした患者さんのすべてに本当にインスリン治療が必要かというと、私は、たいへん疑わしいと思っています。

おそらく、**インスリンを使うほどではないし、他の飲み薬でも十分に対応できるはずなのに、インスリン治療をさせられている患者さんはかなりの数に上る**でしょう。そして、そのせいで血糖値を大幅に下げてしまい、低血糖のリスクにさらされている患者さんも数えきれないのではないでしょうか。

みなさん、いかがでしょう。このように考えると、インスリン治療を勧めてくる医者に対して、簡単に「YES」と返答してしまうのは、かなりリスキーな選択だという気がしませんか？

25

「インスリンを使いたがる」
「厳しい食事制限を課す」
「ヘモグロビンA1C7〜8を
高いと言う」
こういった医者は、
信用しないほうがいい！

糖尿病は、「医者の当たり／はずれ」が大きい病気です。その当たりはずれによって、老後の人生を健やかに生きられるかどうかにかなりの影響が出ると言っていいでしょう。

たとえば、高齢の糖尿病患者に対して次のようなことを勧める医者は、私は「はずれ確定」だと思っています。自分の健康や命が大切なら、こういう医者は信用しないほうがいいでしょう。

・「ヘモグロビンA1c7～8％を高いと言って、6％台（あるいはそれ以下）にまで下げることを求めてくる医者」
・「血糖値は正常域まで下げるのが当たり前だと考えていて、それを患者に求めてくる医者」
・「高齢の患者に対してカロリー制限や糖質制限などの厳しい食事制

限を課してくる医者」

・「（2型糖尿病の患者に対して）インスリンを使った治療を執拗《しつよう》に勧めてくる医者」

なぜ、こういう医者を警戒しなくてはならないかの理由は、もうみなさんお分かりですね。

そう、こういった医者の言うことを聞いていると、低血糖の落とし穴にハマりやすくなるからです。これまで繰り返し述べてきたように、低血糖はわたしたちの脳や体の力を低下させたり、脳や体にダメージをもたらしたりする大きな原因となります。とくに**高齢の糖尿病患者は、「血糖値が下がりすぎてしまう危険」に常にさらされている**と思っておくべきでしょう。

そもそも人間の血糖値は日々変化しています。その日の体調でも変化するし、3度の食事で入るブドウ糖量によっても変化します。運動や仕事でどれだけブドウ糖を消費したかでも変化するし、食事と食事の時間がどれだけ空いたかによっても変化します。

そして、このように**日々いろんな条件によって血糖値が変化していると、薬などで血糖値を低めに抑えていた場合、どうしても下がりすぎて低血糖に陥るタイミングができてしまう**のです。

たとえば、体調がすぐれないので、夕食を早い時間に軽く済ませ、薬はいつも通り飲んで早めに寝たとしましょう。すると、翌朝起きたときに低血糖に陥りがちになります。夕食が少なかったうえ、夜間、食事と食事の時間が長く空いたため、血糖値が下がりすぎ、脳や体が血糖不足に陥ってしまうわけですね。

つまり、こういった低血糖リスクが上がるシチュエーションは、日常生活にいくらでもあり、高齢の糖尿病患者の脳や体は、そのたびごとにリスクにさらされてダメージを受けることになるのです。

ですから、**血糖値を厳格に下げようとする医者の言いなりになるのはたいへん危険なこと**。それは日々低血糖リスクに身をさらしているようなものであり、脳や体を自分からみすみす衰えさせているに等しいと思ったほうがいいでしょう。

先にも述べたように、「高齢の糖尿病の人の血糖値を正常域まで下げるのは危ない」というのは、すでに世界の医学界の常識です。しかしながら、日本にはこういう常識をまったく知らないまま、旧来の治療のやり方に固執している「勉強不足のはずれ医者」がやたらに多いのが現状なのです。

一応お断りしておきますが、私は別に「医者の言うことなんか聞かず、まったく治療しないで放っておけ」と言っているわけではありません。糖尿病には基本的に治療が必要です。ただ、血糖値を下げすぎる「危険な治療」をしている医者があまりにも多いので、「そういう医者の言うことを聞いていたらバカを見るよ」ということをみなさんにお知らせしておきたいだけなのです。

運よく、ちゃんと勉強している「当たり」の医者にかかることができれば何も問題はありません。でも、運悪く、周りが「はずれ医者」ばかりだったら、いったいどうすればいいのか。

そのときは、まず覚悟を固めることが大切。少なくとも、**医者任せにはせず、「自分の体は自分で守る」という覚悟はしっかりと固めておく**べきでしょう。

26

自分に合った
適正血糖値を把握して、
「医者の声」ではなく、
「自分の体の声」に従おう！

先述したように、私は毎朝、簡易血糖測定器を使って血糖値を測り、300㎖/dℓを超えたときだけ薬を飲んで、血糖値をコントロールするようにしています。

300はかなり高めですが、私の場合、300を基準にコントロールをしていると、頭もシャキッと働いてくれるし、体もアクティブに動いてくれるという感じがあるのです。もっとも、これは私個人のやり方であり、同じやり方をみなさんに勧めようとは思っていません。

ただ、**「自分の頭や体が快適に動く血糖値がどれくらいなのか」**については、みなさんも把握しておくといいのではないでしょうか。それと、「血糖値をこれくらいの値まで下げてしまうと頭がボーッとしたり体が重くなってきたりする」というラインについてもおおまかに把握しておくほうがいいと思います。それらが把握できていれば、自分に合った適正血糖値の目安がおのずと見えてくるようになるでしょう。

もちろん、これらを把握するには簡易血糖測定器を使って定期的に測定する必要があるのですが、いまは測定器もわりと安価ですし、朝などの習慣にしてしまえば毎日の測定もそんなに高いハードルではないはずです。

毎日測っていると、体調の良し悪しと同じように、血糖値にも「波」があることが分かってきます。たとえば、「仕事が忙しかったりストレスがたまっていたりするときめんに値が高くなる」「寝不足続きで体調が乱れるとこんなに上がる」といったように、心身の調子と血糖値の波がシンクロしていることが分かってくるのです。あるいは、頭がクラクラしたときに血糖値を測ってみたら60や70くらいしかなくて、「えっ、食事を1食抜いただけでこんなに下がっちゃうの!?」と焦ることもあるかもしれません。

いずれにしても、**慣れてくれば「今日は体調がいいからこれくらいの値だろう」「今日は調子が悪いからこれくらいの値かもな」といった感覚がつかめる**ようになってきます。

つまり、それは、**自分の「体の声」が聴けるようになってきた**ということ。そして、そういうふうに声が聴けるようになると、自力で血糖値をコントロールしていくことに自信が持てるようになってくるものなんですね。

また、そういう自信がついたら、一度かかりつけの医師に「自分はこれくらいの血糖値のときがいちばん調子いい」「ここまで血糖値を下げてしまうと調子が悪くなる」といったことを相談してみてもいいかもしれません。

もし、その医者が「当たり」なら、その相談を素直に受け入れて、血糖値が下がりすぎないように薬の種類や量を調整してくれることでしょう。逆に、もし、その医者が「はずれ」なら、「患者が自分で血糖値をコントロールするなんてとんでもない……患者は医者の指示通りに正常値まで下げてりゃいいんだ」とカッカと怒り出すかもしれません。

そして、運悪く、みなさんの周りの医者が「はずれ医者」ばかりだったという場合、私は**「医者の声に従う」のではなく、「自分の体の声に耳を澄ませて、その声に従う」**ようにしていくべきだと思います。

低血糖がわたしたちの脳や体に及ぼすマイナスの影響は本当にバカになりません。低血糖リスクを背負わされることでわたしたちの老後の人生が狂ってしまう可能性だってあるのです。だから、医者に遠慮なんかしていてはいけません。交渉しても話にならないようなら、毅然《きぜん》として医者に逆らう勇気を持つべきでしょう。

とにかく、**老後の人生をどう生きるかを決めるのは、医者ではなく自分自身です**。自分の人生の重大事なのですから、自分の体の声を聴いて、自分の意思で道を選ぶことをもっと尊重してもいいのではないでしょうか。

ぜひみなさんも後悔のない選択をして、自分の健康を守り、自分の人生を守っていくようにしてください。

27

我慢しながら生きるか？
楽しみながら生きるか？
自分の残りの人生を
どう生きるかを考えて
血糖値とつき合っていこう

いま、医療の常識は大きく変わりつつあります。

「これまで『健康によかれ』と思ってやってきたことが、じつは健康を損ねる原因になっていた……」といったように、常識が180度ひっくり返ることもめずらしくはありません。

たとえば、**「フィンランド症候群」**と呼ばれる研究があります。

これは、フィンランド保険局が40〜45歳の管理職約1200人を対象に15年間にわたって行なった調査研究です。1200人のうち半数の600人には定期検診を行なって医師が健康を管理。栄養チェックはもちろん、運動、たばこ、アルコール、砂糖や塩分摂取に至るまでこと細かく指導管理をしました。一方、もう半数の600人には定期健診も行なわず、医師は何の介入もしないまま、原則的に本人まかせでほったらかしにしました。

おそらく研究者たちは、「しっかり健康管理をしたグループ」のほうが「ほったらかしのグループ」よりも健康で長生きするだろうという予測を立てていたのかもしれません。

ところが、15年後、驚くべき結果が出ました。なんと、何も健康管理をしていないほったらかしのグループのほうが、疾病率や死亡率が低かったのです。しかも、心臓血管系疾患、高血圧、がん、自殺、各種の死亡……どの項目をとってみても、ほったらかしグループのほうが少なかった。つまり、**ガチガチの厳しい健康管理をするよりも、何の健康管理もせず勝手気ままに生活するほうが、より健康で長生きにつながる**という結果が出たわけですね。

また、日本国内のケースとして、**「夕張パラドックス」**も挙げておきましょう。

ご記憶の方も多いと思いますが、2006年、北海道夕張市が財政破綻。その影響で市民病院が閉鎖に追い込まれ、171床あった病床は19床にまで減り、市にはいくつかの診療所が残るのみとなったのです。住民の約半分は高齢者であり、多くの高齢患者があふれ、適切な医療が受けられなくなると予想されました。

しかし、実際はまったく逆のことが起こりました。財政破綻以前に比べて、がん、心疾患、肺炎などの死亡率が軒並み低下。女性のがんを除き、すべての疾患において破綻後のほうが低くなるという結果になったのです。

この「フィンランド症候群」「夕張パラドックス」の例のように、「医療の管理を受けないほうが健康や長生きにつながる」「むしろ医療が介入するほうが害があるのかもしれない」ということを示唆するデータは、わりと世界中にたくさんあります。

いずれにしても、これらはこれまでの医療常識を大きく覆す可能性のあるデータ。もしかしたら、人間の健康は、医療のもとで厳しく管理するよりも、あまりがんばりすぎず、ゆるゆるくらいにやっていくほうが良い方向に向かうものなのかもしれません。

そこでみなさん、いま一度、血糖値のコントロールについて考えてみましょう。

日本の糖尿病の医療体制は、これまで「患者を厳しく管理しよう」という路線を基本にしてきました。薬で血糖値を下げ、食事制限で血糖値を下げて、その管理を徹底させることで病気の悪化を防ごうとしてきたわけですね。

ところが、近年、世界各国の研究により「厳しく管理するとかえって死亡率が上がる」「血糖値の下げすぎは危険だ」「血糖値は多少高めくらいのほうがいい」といったことが次々に明らかになってきました。先に紹介した「アコード試験」（53ページ）にしても、糖尿病患者の血糖値を低めで厳格にコントロールしたグループよりも、血糖値を高めでゆるやかにコントロールしたグループのほうが長生きにつながるという結果が出ているわけで、世界の趨勢《すうせい》は「血糖値はヘモグロビンA1c7~8%くらいでゆるやかにコントロールしたほうがいい」というのが主流となってきたのです。

私は、日本の糖尿病医療体制は、「古い常識」を脱ぎ捨てて「新しい常識」を身につけるべき大きな過渡期に来ているのだと思います。

言わば、「厳しい管理路線」を捨てて、「高めゆるやかコントロール」へと路線変更できるかどうか。その大転換ができるかどうかを試されている時期なのでしょう。

ただ残念ながら、その路線変更はほとんど進んでいません。**日本の医師の過半数は、いまだに古い常識を脱ぎ捨てられないまま、厳しい管理路線にしがみついている状態**だと言っていいでしょう。

しかし、だからといって、わたしたちは「古い常識を捨てられない医師たち」の言いなりになっているわけにもいきません。もう、わたしたちは古い医者たちをあまりアテにせず、「新しい常識」を味方につけて自力で道を切り拓いていくほうがいいのかもしれません。きっと、そういう人が増えてくれれば、この先、糖尿病医療の流れも少しずつ変わっていくのではないでしょうか。

ヨボヨボになりながらも細く長く生きるか、毎日をおおらかに楽しみながら活動的に生きるか

さて――

みなさんの目の前で道がふたつに分かれています。

ひとつは、医者に促されるまま正常域まで血糖値を下げて、低めの値で血糖値を厳しくコントロールしていく道です。その道を行けば、薬を使い、食事制限も行なって、いろいろな我慢や摂生をしなければならないでしょう。低血糖に陥って脳や体にダメージが及ぶリスクも多々ありますが、ヨボヨボに衰えながらも、細く長く生きていくことができるかもしれません。

もうひとつは、血糖値を正常域よりも高めにキープして、ゆるや

かに血糖値をコントロールしていく道です。もしかしたら医者に逆らうことになるかもしれませんが、その道を行けば、我慢や摂生は必要なく、好きなものを好きに食べて生きていくことができます。早死にする可能性もないとは言えませんが、シャキッとした頭と体を保ちつつ、毎日をおおらかに楽しみながら活動的な人生を送ることができるでしょう。

どちらの道を行くかは、最終的にはみなさんご自身が決めることです。

私自身はすでに後者の道を突き進んでいますし、そっちの道を行くほうが絶対にいいとは思っていますが、決してそれはみなさんに強制できるものではありません。

みなさんの中には、おそらく「どんなにつらい我慢や摂生をしても、お医者さんの言う通り正常値まで血糖値を下げるほうを選ぶ」という方もいらっしゃると思います。それはそれで構いません。その辺りはそれぞれ個々人の考え方なので、私が口を挟む筋合いではありません。

ただ、人生は誰しも一度きりです。先々後悔のないように、よく考えて道を選んでください。

道を選ぶ際には、これからの残りの人生で自分がどのような時間を過ごしたいのか、残りの人生をどのように生きて、どのように死んでいきたいのかといったイメージをなるべく明確にしておくことをおすすめします。

そして、「その自分の人生のイメージを実現するためにはどっちの道を選んだほうがいいのか」という点をよく考えて判断するといいでしょう。

医療の常識はどんどん変わっています。

血糖値は下げれば健康になるというものではありません。糖尿病は血糖値が動く病気であり、高血糖よりもむしろ下げすぎによる低血糖に気をつけていかなくてはなりません。

ぜひみなさん、過去の常識に引きずられることなく、後悔のない道を選ぶようにしてください。

私はみなさんのその選択が、みなさんの脳や体を健やかに働かせて、みなさんの残りの人生を思い切り輝かせていくであろうことを願っています。

和田秀樹（わだ・ひでき）
1960年、大阪府生まれ。東京大学医学部卒業。精神科医。東京大学医学部附属病院精神神経科助手、米国カール・メニンガー精神医学校国際フェローを経て、「和田秀樹こころと体のクリニック」を開院。高齢者専門の精神科医として、30年以上にわたって高齢者医療の現場に携わっている。
『80歳の壁』（幻冬舎新書）、『70歳が老化の分かれ道』（詩想社新書）、『新しい老い方の教科書』（永岡書店）、『六十代と七十代 心と体の整え方』（バジリコ）、『70代で死ぬ人、80代でも元気な人』（マガジンハウス新書）、『60歳からはやりたい放題』（扶桑社新書）、『老いが怖くなくなる本』（小学館新書）など著書多数。

STAFF

編集協力	高橋 明	イラスト	瀬川尚志
デザイン	田中俊輔	校正	西進社
図版作成	森田千秋（Q.design）		

60歳すぎたら 血糖値は下げなくていい

2024年 1 月10日　第 1 刷発行

著者　和田秀樹
発行者　永岡純一
株式会社永岡書店
〒176-8518　東京都練馬区豊玉上1-7-14
代表☎03（3992）5155　編集☎03（3992）7191
DTP　センターメディア
印刷　精文堂印刷
製本　コモンズデザイン・ネットワーク

ISBN978-4-522-44130-5　C0077